Frances Moore Lappé

Die Öko-Diät

Wie man mit wenig Fleisch gut ißt
und die Natur schont

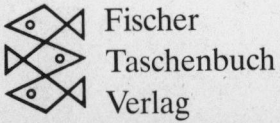
Fischer
Taschenbuch
Verlag

fischer alternativ
Eine Reihe des Fischer Taschenbuch Verlags
 1.–15. Tausend: September 1978
16.–20. Tausend: Mai 1979
21.–25. Tausend: März 1980
26.–32. Tausend: September 1980
33.–40. Tausend: August 1981
Deutsche Erstausgabe

Umschlagentwurf: Peter Hajnoczky, Zürich

Die Originalausgabe erschien unter dem Titel
»Diet for a Small Planet«
Aus dem Amerikanischen übersetzt von Ursula von Wiese
© 1971, 1975 by Frances Moore Lappé
© für die deutsche Ausgabe:
Fischer Taschenbuch Verlag GmbH, Frankfurt am Main, 1978
Satz: Otto Gutfreund & Sohn, Darmstadt
Druck und Einband: Clausen & Bosse, Leck
Printed in Germany
780-ISBN-3-596-24013-1

Inhalt

Vorwort 9

Erster Teil Vergebliche Fruchtbarkeit der Erde
- I. Eine umgekehrte Proteinfabrik 16
  - 1. Wie man den Überfluß los wird 17
  - 2. Wie die Armen für unser Beefsteak »bezahlen« 23
- II. Das gemästete Kalb 24
- III. Das verborgene Talent der Nutztiere 25
- IV. Vergeudung des Verschwendeten 27
- V. Die Protein-Abfallgrube 28
- VI. Land, das Geld einbringt, kann keine Nahrungsmittel hervorbringen .. 30
- VII. Abbau des Bodens 33
- VIII. Der Mensch am Ende der Nahrungskette 35
- IX. Die große amerikanische »Steak-Religion« 40
- X. Fleischlos – schuldlos? 43

Zweiter Teil Sachliche Betrachtung der Protein-Theorie
- I. Protein-Mythologie 55
- II. Warum ist Protein überhaupt notwendig? 57
- III. Verwertbarkeit ist entscheidend 58
- IV. Wieviel Protein braucht der Mensch? 60
- V. Individueller Protein-Bedarf 65
- VI. Ist Fleisch notwendig? 66
- VII. Gegenseitige Ergänzung der Proteine 69
- VIII. Protein ist nicht alles 71

Dritter Teil Angewandte Protein-Theorie: Essen, was die Erde bietet
- I. Ein Führer für den Alltag 85
  - 1. Das Kriterium der Kalorien 85
  - 2. Das Kriterium der natürlichen Lebensmittel 86
  - 3. Das Kriterium des Proteingehalts 86
- II. Anordnung und Benutzung der Tabellen 86
- III. Protein-Tabellen 89
  - 1. Fische, Muscheln und Krebse 89
  - 2. Milchprodukte 89
  - 3. Hülsenfrüchte 91

4. Nüsse und Samen	92
5. Körnerfrüchte und Zerealien	93
6. Gemüse	94
7. Nahrhafte Zusätze	95
8. Fleisch im Vergleich	96
IV. Möglichst viel Protein bei geringster Kalorienzahl	96
1. Wassertiere	97
2. Nahrhafte Zusätze	97
3. Milch und Milchprodukte	98
4. Gemüse	98
5. Hülsenfrüchte	99
6. Körnerfrüchte und Mehl	99
7. Nüsse und Samen	100
8. Verwendung von fettarmen Milchprodukten	100

Vierter Teil Zusammenstellung vegetarischer Mahlzeiten zwecks Erhöhung des Proteingehalts

I. Vergleich mit den Fleischwerten	105
II. Proteinhaltige vegetarische Rezepte	108
1. Reis und Hülsenfrüchte	108
Bohnen-Reisgericht nach brasilianischer Art (Feijoada)	108
Bohnen-Reisgericht nach römischer Art	110
Curry-Reis mit dicken Bohnen	110
Bohnen-Reisgericht nach indischer Art	111
Masala-Dosai (Indische gefüllte Pfannkuchen)	111
2. Reis und Sojabohnen	112
Sojabohnen-Auflauf	113
Vegetarische Kohlrouladen	113
Curry-Reis mit Sojagrieß	114
Chinesischer Gemüse-Tofu	114
Sukijaki	115
3. Reis, Weizen und Sojabohnen	115
Kräftige Gemüsesuppe	116
Süßpikantes Currygericht	117
Mexikanisches Sojagericht	117
Reis-Weizen-Kascha	118
4. Reis und Hefe	118
Zitronensuppe mit Reis	119
Schmackhafter Gemüsereis mit Hefe	119
Kalte Reis-Vorspeise	120
5. Reis und Sesamsamen	120
Süßer Reis-Sesam-Auflauf	121
Reis mit Eierpflanzen (Auberginen)	121
Konfetti-Reis	122
Frittierte Reisklößchen	122
Gemüsereis mit Sesam	123
Obstpfannkuchen	123

- 6. Reis und Milch 124
  - Reis mit Parmesan 124
  - Milchreis mit Sesam 125
  - Reisauflauf mit Käse 125
  - Tomatensuppe mit Reis 126
  - Spinat-Auflauf 126
  - Walnuß-Käse-Auflauf 127
- 7. Weizenprodukte mit Milch oder Käse 127
  - Käse-Nudel-Auflauf 128
  - Makkaroni-Salat mit Quark 128
  - Gebackene Käsebrote 129
  - Käse-Auflauf mit Brot 129
  - Gebackenes Gourmet-Gericht 130
- 8. Weizen und dicke Bohnen 130
  - Libanesischer Salat 131
  - Gefüllte Auberginen 131
  - Spanischer Salat 132
- 9. Vollkornweizen und Sojaprodukte 132
  - »Ergänzende« Pizza 133
  - Pikanter Zwiebelkuchen 134
  - Glasierte Torte 135
  - Weizen-Soja-Pudding 136
- 10. Weizenmehl, Sesamsamen und Sojaprodukte 136
  - Sesamcrackers 137
  - Schichtplätzchen 137
  - Gemüse-Pfannkuchen 138
  - Sesambrötchen mit Orangegeschmack 138
  - Weizen-Soja-Sesam-Brot 139
- 11. Maismehl und dicke Bohnen 139
  - Tostadas 140
  - Gebackene vegetarische Enchilada 141
  - Mais-Bohnen-Auflauf 141
  - Pikante gefüllte Maispfannkuchen 142
  - Mexikanischer Auflauf 143
- 12. Mais, Sojaprodukte und Milch 143
  - Maisbrot 144
  - Bostoner Brot 144
  - Maisbrötchen mit Ananas 145
  - Maiskuchen 145
  - Maiswaffeln 146
  - Indischer Pudding 146
- 13. Erbsen und Milch 147
  - Gemüsecremesuppe 147
  - Gefüllte Pfefferschoten 148
  - Gebackene Gemüsespeise 148
  - Erbsensalat 149
  - Gebackenes Erbsengericht 149

14. Kichererbsen und Sesamsamen 150
    Erbsen-Imbiß 150
    Gebackenes Erbsenpüree 151
    Erbsenklößchen 152
15. Sojaprodukte, Weizen, Reis und Erdnüsse 152
    Curry-Sojabohnen mit Erdnüssen 153
    Sojabohnen-Kroketten 153
    Sojabohnen auf spanische Art 154
    Gemüsepastete 154
16. Sojaprodukte, Sesamsamen und Erdnüsse 155
    Nudelauflauf mit Nüssen 156
    Brotaufstrich 156
    Gebackene Paste 157
    Erdnuß-Imbiß 158
    Sojabohnen-Klöße mit Erdnüssen 158
17. Erdnüsse und Sonnenblumenkerne 159
    Obstsalat 159
    Apfelkuchen und Bananenbrot 160
    Naschwerk 160
    Schokoladenkekse 161
    Dattel-Rosinenkugeln 161
18. Erdnüsse, Milch und Weizen 162
    Erdnußbuttersauce 163
    Erdnußbutterleckerei 163
    Pudding mit Erdnußbutter in Förmchen 163
    Süße Kokosnußkugeln 164
    Schmackhafte Kekse 164
    Brot mit Erdnußbutter 165
    Würziger Kaffeekuchen 165
    Spaghetti-Auflauf 166
19. Sesamsamen und Milch 166
    Nußgebäck 167
    Sesamkekse 167
    Knuspriger süßer Auflauf 168
    Süße Sesamkugeln 168
20. Kartoffeln und Milch 169
    Kartoffel-Blumenkohlsuppe 169
    Gebackene Kartoffelspeise mit Eiern 170
    Kartoffelpfannkuchen 170
    Kartoffelbrei mit Ingwer 171

Anhang
Kochanweisungen für Hülsenfrüchte, Nüsse und Samen 175
Vergleich zwischen Kalorien und Protein 176
Umrechnung von Pflanzenprotein in Fleischprotein 178
Pestizid-Rückstände in der Nahrung der Amerikaner 180

Vergleich zwischen den Nährstoffgehalten 182
Anmerkungen 185

Die Maßangaben für die Rezepte beziehen sich auf einen amerikanischen »Cup«, einer Tasse mit einem Volumen von 0,250 Liter. Die genauen Umrechnungen in Gramm finden sich als Faltblatt am Ende des Bandes.

Vorwort

Im Jahr 1970 schrieb ich das Buch »*Diet for a Small Planet*«. Ich hatte erkannt, welch ungeheure Proteinverschwendung bei unserer Eßkultur getrieben wird, in deren Mittelpunkt die Fleischkost steht. Diese Entdeckung stellte für mich die Welt auf den Kopf. Zusammen mit vielen anderen hatte ich Ende der sechziger Jahre die Frage gestellt: Wie lange wird es noch dauern, bis die Erde nicht mehr genügend Nahrung für die ganze Menschheit hervorbringen kann? Da wurde mir zu meiner Verblüffung klar, daß ich ja selbst zur Verminderung dieser Kapazität beitrug. Ich ging von der Annahme aus, daß unsere Nahrungsprobleme landwirtschaftlicher Natur seien und darum nur von den einschlägigen Fachleuten gelöst werden könnten, gelangte dann aber zu dem Schluß, daß die Ernährung des Menschengeschlechts weit eher ein politisches und ökonomisches Problem ist, an dessen Lösung jeder einzelne mitarbeiten muß. Seit 1971, dem Erscheinungsjahr des Buches, erhielt ich Briefe aus allen Bundesstaaten Amerikas, von jungen Leuten, die im Nordwesten im Kollektiv lebten, bis zu einer älteren Frau, die im ländlichen Teil des Staates New York in einer Wohnwagenkolonie von der Fürsorge lebte. Alle Briefschreiber sagten mir, das Buch habe ihr Leben verändert. Es hat auch mein Leben verändert. Beim Erscheinen des Buches hegte ich etliche Befürchtungen; vor allem fand ich, meine Ideen lägen so auf der Hand, daß sie irrig sein müßten. Ich kam mir vor wie das Kind im Märchen, das laut ruft, der Kaiser habe ja gar keine Kleider an! Warum fuhren wir mit der *Verschwendung* unserer landwirtschaftlichen Nahrungsquellen fort, wenn eine Ernährung, die die Produktion der Erde nutzen würde, gleichzeitig gesund und befriedigend sein konnte? Es dünkte mich sinnlos, ich verstand es nicht, und darum kam mir der Zweifel, *ich* müßte mich irgendwie irren.

Aber der Kaiser war tatsächlich nackt! Je mehr ich las und mit Fachleuten sprach, desto stärker überzeugten mich die Tatsachen.

Ich hegte jedoch einen noch tieferen Zweifel als nur in bezug auf diese grundlegenden Tatsachen: Was würde aus dem Anstoß, den ich geben wollte, werden, was aus der Richtung, die dem Leben der Menschen angewiesen werden sollte? Würden sich die Leser meines Buches lediglich für die neue Ernährungsweise interessieren und darüber die eigentliche Botschaft vergessen oder vernachlässigen? In der Diskussion, die sich nach meinem ersten Vortrag als Autorin ergab, hob Frances Lappé, damals Student an der Universität Michigan, die Hand und fragte: »Worin besteht der Nährwertunterschied zwischen langkörnigem und kurzkörnigem braunem Reis?« Da verlor ich den Mut. Ich hatte doch das Verständnis dafür wecken wollen, in welcher Beziehung unsere Ernährungsweise mit der Nahrungsbeschaffung für die gesamte Menschheit steht. Ich hatte die Erkenntnis vermitteln wollen, inwiefern ökonomische Faktoren weitaus mehr als natürliche die landwirtschaftliche Landnutzung und den Lebensmittelverbrauch bestimmen. Erreichte ich genau das Gegenteil? Trug ich dazu bei, daß sich die Leute mit sich selbst, mit ihren eigenen körperlichen Bedürfnissen beschäftigten, anstatt die Information mit globalen Bedürfnissen in Beziehung zu bringen?

Nun, seit dieser ersten Frage sind ein paar Jahre vergangen, und ich hoffe immer mehr, daß die Ernährung ein Hilfsmittel sein könnte, das Verantwortungsgefühl der Menschen als Weltbürger zu stärken. Weil unsere Eßgewohnheiten so persönlich sind und das Nahrungsbedürfnis dennoch so allgemein ist, bietet die Ernährung die einzigartige Möglichkeit, unser Interesse zu fesseln und uns auch zu belehren. Ich bin zuversichtlicher geworden, welch großen Wert es hat, *die Welt durchs Essen zu sehen*; denn wenn wir das tun, wird uns auf einmal klar, daß jedes wirtschaftliche System vor allem danach beurteilt werden muß, wie es die Nahrungsquellen erschließt und verwendet.

Wenn ein ökonomischer Mechanismus so zugrunde gerichtet ist, daß Nahrungsmittel vernichtet werden, während Menschen vor Hunger sterben (wir wissen, daß es geschieht), müssen wir uns doch entsetzt fragen, wie eine derartige Vergeudung überhaupt möglich ist? Aber in globalem Maßstab ist ein *System* der Nahrungsmittelvernichtung entwickelt worden, über das sich nur wenige entsetzen – weil es großenteils unsichtbar ist und von jedem für selbstverständlich gehalten wird. Wenn Arme und Hungernde nicht zahlen können, finden die Landwirte es gewinnbringender, Getreide und Sojabohnen den reichen Ländern zu verkaufen, wo diese Nahrungsmittel als »Viehfutter« gelten und auf einen winzigen Bruchteil ihres Potentials vermindert werden. Sie werden nicht verbrannt oder begraben – aber wäre das ein Unterschied?

Anfangs hatte ich keine Ahnung, daß mein Buch so große Verbreitung finden würde[*]; ich schrieb es nur für einen kleinen Leserkreis, der mit der vegetarischen Küche, für die ich mich einsetzen wollte, bereits mehr oder weniger vertraut war. Nachdem ich nun vier Jahre lang selbst ausgeübt habe, was ich predige, sind mir viele neue Ideen gekommen, wie die Veränderung der Eßgewohnheiten am besten zu vollziehen ist. Ich hoffe nicht nur, daß diese Kost meinen Lesern munden wird, sondern auch, daß sie sich über die politische und soziale Bedeutung der Neuerung im klaren sind.

---

[*] Bis Mitte 1978 wurden über eine Million Exemplare in den USA verkauft.

# Erster Teil   Vergebliche Fruchtbarkeit der Erde

Die Erstausgabe dieses Buches (1971) fing folgendermaßen an:
»Wenn dem Kind von der Mutter gesagt wird, es müsse seinen Teller leer essen, weil in anderen Ländern Menschen verhungern, findet es dies recht dumm. Es weiß, daß der Hund der Familie das einzige Geschöpf ist, das davon betroffen wird, ob es etwas übrigläßt oder nicht. In der Folge entwickelt sich die Einstellung weiter, daß es absurd sei, dem Essen einen ethischen Wert beizumessen. Man ißt, was in der Familie seit jeher gegessen worden ist, vielleicht ein wenig abgeändert durch die Werbung der Lebensmittel-Industrie. Es ist wahrscheinlich eine mehr oder weniger unbewußte Angelegenheit, und man fühlt sich dabei wohl. Aber Eßgewohnheiten können eine Bedeutung haben, die dem Menschen nicht nur mehr entspricht als abstrakte Ethik, sondern ihm auch Vergnügen bereitet. Das mag sich anhören wie eine andere ethische Regel des Essens, aber ich sehe darin das Walten des gesunden Menschenverstands, dem das Abstrakte fernliegt.«
Diese auf gesundem Menschenverstand fußende Ethik entsprang einer Entdeckung, die ich 1968 machte: Die Menge der genießbaren Eiweißstoffe oder Proteine*, die dem amerikanischen Vieh verfüttert und damit den Menschen entzogen wurde, entsprach beinahe dem Proteinmangel auf der ganzen Welt! »Ist das notwendig?« fragte ich. Es mußte doch eine Alternative geben. In der Tat, die praktische Information, die das vorliegende Buch gibt, stellt die Alternative dar: Wenn wir uns mehr auf pflanzliche statt auf fleischliche Eiweißstoffe verlassen, können wir uns auf eine Art und Weise Proteine zuführen, die einerseits das Potential der Erde, unsere Bedürfnisse zu befriedigen, verstärkt und andrerseits dem gefährlichen Raubbau, der mit der Erde getrieben wird, einen Riegel vorschiebt.
Wenn ich auch behauptet habe, meine »Ethik« sei nicht abstrakt, so war sie

---

* Proteine, auch Eiweiß, Eiweißkörper genannt (grch. protos der erste). Eine umfangreiche Klasse lebenswichtiger, höhermolekularer Naturstoffe der Organismen. Sie bestehen aus Kohlenstoff, Wasserstoff, Sauerstoff und Stickstoff in einem ziemlich festen Verhältnis; ferner enthalten viele Proteine noch Schwefel, während Phosphor und Halogene sich nur in einzelnen finden. Eiweiße kommen nicht nur in Eiern vor (»Eiklar« genannt), sondern in allen Zellen eines lebenden Organismus. Eiweiß ist für das Bestehen und die Ernährung aller Organismen unentbehrlich.

doch, ich gebe es zu, rein theoretisch. Im Jahr 1972 hatten die Vereinigten Staaten eine Getreidereserve von 50 Millionen Tonnen, und auf je viereinhalb Morgen bebautes Land wurde ein Morgen* stillgelegt.[1] Den Bauern wurden zur Entschädigung 3,6 Milliarden Dollar ausbezahlt.[2] Aber war es wirklich unsere Ernährungsweise, in deren Mittelpunkt Fleisch auf Kosten des Getreides stand, die unsere Fähigkeit, Hungernden Lebensmittel zu liefern, am stärksten einschränkte? 1971 hätte die Antwort gelautet: Nur teilweise.
Heute, 1975, leben wir in einer anderen Welt.
Heute gibt es in Amerika buchstäblich keinen landwirtschaftlichen Betrieb mehr, dessen Produktion beschränkt wird. In den beiden vergangenen Jahren wurde festgestellt, daß die Reserve von 60 Millionen Morgen wohl eine Illusion gewesen ist. Als die Zwangsbeschränkung aufgehoben wurde, entpuppte sich ungefähr nur die Hälfte als gewinnbringend kultivierbar.[3]
Ein Jahr nachdem ich mein Buch geschrieben hatte (1972), sank die landwirtschaftliche Weltproduktion zum erstenmal nach dem Zweiten Weltkrieg.[4] 1975 liegt sie 134 Millionen Tonnen unter einem sicheren Getreidevorrat[5], und die Reserven der Vereinigten Staaten betragen weniger als 10 Prozent des Getreidekonsums.[6] 1974 schätzte man, daß die Getreide-Weltproduktion weitersinken würde, sogar noch schärfer. Für den Importbedarf sind nur noch zwei Exporteure geblieben: Nordamerika und Australien.
Bis 1970 war der Weltfischfang jedes Jahr um 4 bis 5 Prozent gestiegen, das heißt schneller als die Zunahme der Weltbevölkerung. Jetzt nehmen die Totalfänge ebenso ab wie der Fang pro Person.[7] Dazu bemerkt Lester Brown: »Viele Meeresbiologen sind der Meinung, daß der globale Fang an genießbaren Fischen dem erträglichen Höchstmaß sehr nahe ist.«[8]
Während die Weltproduktion sank, erhöhte sich der Weltbedarf, weil einerseits jedes Jahr 70 Millionen Menschen hinzukamen und andererseits der Appetit der reichen Länder auf getreideverzehrendes Vieh zunahm. Am dramatischsten ging es 1973 zu, als die Russen ein Viertel der amerikanischen Weizenernte kauften, hauptsächlich um diesen Appetit nach Fleisch zu stillen. Infolgedessen stiegen die Getreidepreise mehrfach – unerreichbar für wirklich Bedürftige. Im Vergleich zu den frühen siebziger Jahren bezahlt die hungrige Welt den Amerikanern jährlich fünf Milliarden mehr[9], eine große Belastung, die dem Steigen der Ölpreise vorausging. Die Frage ist nicht, ob Getreide da ist, sondern: wer kann es bezahlen? Ende 1974 fehlte es der hungernden Welt an sieben bis elf Millionen Tonnen Getreide, anfangs 1975 mindestens drei Millionen Tonnen. Diese Verkleinerung der Hungerlücke ist

---

* Ein Morgen Land entspricht in diesem Fall 4047 Quadratmetern, dem Äquivalent eines amerikanischen acre.
Die mit Ziffern gekennzeichneten Anmerkungen befinden sich am Ende des Buches.

nicht so sehr auf Hilfe zurückzuführen, sondern darauf, daß die armen Länder auf dem Gemeinsamen Markt einkauften – eine Angabe, die aus Fonds für langfristige Entwicklung beglichen wird.
1971 war die Botschaft meines Buches eher illustrativ als praktisch. Heute (1975), vier Jahre später, ist sie beides. Damals war die praktische Wirkung der Öko-Diät durch viele andere Faktoren bedingt. Heute, wo die Produktion in den USA nicht mehr zwangsweise eingeschränkt wird und die Reserven geschmälert sind, trägt die Getreidemenge, die jeder von uns konsumiert, zur Bestimmung des Getreidepreises auf dem Weltmarkt bei.
Hält man sich die früher eingeschränkte landwirtschaftliche Produktion vor Augen, so haben diese vier Jahre zwei Lösungen gebracht – dies wird mir immer wieder gesagt. Erstens die Erkenntnis, daß das Welternährungsproblem von der raschen Bevölkerungszunahme herrührt, weshalb die Ernährungskrise durch Verhinderung der weiteren Zunahme behoben werden könne. Mir scheint es klar zu sein, daß gesicherter Nahrungsvorrat eine notwendige Bedingung ist, *bevor* eine Gesellschaft – oder ein Paar – dazu angehalten wird, die Fortpflanzung zu beschränken. Kann es denn ohne Sicherung des grundlegenden Bedürfnisses – und das ist Nahrungsaufnahme – irgendeine andere geben? Außerdem befriedigen Kinder viele Bedürfnisse der Gesellschaft oder eines Paares: als Arbeitskräfte (wenn aus Geldmangel keine Löhne bezahlt werden können), als Unterstützung im Alter (wenn die Rente nicht reicht). Dabei sollte nicht die psychologische Befriedigung vergessen werden, die das Aufziehen der Kinder gewährt (auch wenn das Leben im übrigen unbefriedigend verläuft). In Anbetracht der Tatsache, daß pro Person nur ein Morgen bebaubares Land in der Welt zur Verfügung steht*, und daß sich laut Vorhersage die Weltbevölkerung in 30 bis 40 Jahren verdoppelt haben wird, darf das Problem der raschen Bevölkerungszunahme nicht unterschätzt werden; eine derartige Zunahme gebietet, daß wir uns dem Ernährungsproblem jetzt zuwenden. Meiner Ansicht nach hat die Lösung des Ernährungsproblems dem der Bevölkerungszunahme vorauszugehen, nicht umgekehrt.
Mit der zweiten »Antwort« auf die Hungerkrise wird oft auf das Ausscheidungssystem hingewiesen, das darin besteht, rational zu entscheiden, *wer* gerettet werden soll, wenn es offensichtlich ist, daß nicht jeder gerettet werden kann. Aber da wir ja jetzt mehr als genug haben – genug Getreide, daß jeder von uns täglich zwei Brote verzehren könnte –, und da wir alle einem System angehören, das das Nahrungspotenial der Erde vielfach vermindert, wie läßt sich da behaupten, daß die einzige Lösung darin zu sehen ist, einen Teil der

---

* Nach neueren Studien schätzt man, daß auf eine Prson zwei bestellte oder bestellbare Morgen kommen. Doch um das bestellbare Land zum Ertrag zu bringen, müßten in den meisten Fällen große Geldsummen investiert oder wertvolle Wälder gerodet werden. Die Unkosten wären wahrscheinlich nicht in Kauf zu nehmen.

Menschheit auszuschalten? Das Ausscheidungssystem geht von der Voraussetzung aus, daß wir schlichtweg aus Mitleid alles getan haben, was wir konnten, und daß es sogar dafür zu spät ist, daß es Zeit für harte, rationale Maßnahmen ist, um überhaupt jemanden zu retten.
Die Frage ist: Haben wir denn aus Mitleid alles getan, was wir konnten? Wir haben unser kleines, immer mehr schrumpfendes Hilfsbudget hauptsächlich für militärische und politische Zwecke zur Verfügung gestellt, weniger für humanitäre Zwecke, mehr für industrielle Entwicklung und nicht für landwirtschaftliche und soziale Entwicklung; und wir kümmerten uns nicht darum, ob unsere Handels- und Geldpolitik den armen Ländern dazu dient, die Hungernden zu speisen. Wir haben nicht nur in bezug aufs Mitleid versagt, sondern unsere Diagnose des Problems war verkehrt.
Freilich, schlichtweg Mitleid ist jetzt nicht angebracht; aber was uns not tut, das ist nicht entrückte »Rationalität«, die uns erlauben würde, Millionen Menschen als hoffnungslos aufzugeben. Eher brauchen wir die aufgeklärte Rationalität, die uns erlauben würde, *zum erstenmal* die vielfältig zusammengesetzten und oft unsichtbaren Ursachen des Welthungers richtig zu diagnostizieren, und wir brauchen den Mut, den ungeheuren Veränderungen im wirtschaftlichen Weltsystem ins Auge zu sehen. Beides ist notwendig, wenn dem Hunger ein Ende gemacht werden soll.
Um zu verstehen, wie ein Wirtschaftssystem die Fruchtbarkeit der Erde schmälern kann, sollen hier die Verhältnisse in den Vereinigten Staaten geschildert werden.*

I. Eine umgekehrte Proteinfabrik

Man stelle sich eine weidende Kuh vor. Die Kuh ist ein Glied der Ernährungskette, deren letztes Glied der Mensch ist: Sie frißt das Gras, und wir essen das Fleisch. Könnte es ein besseres Arrangement geben? Doch halt! Ist die Verwandlung von Gras in Fleisch heutzutage die hauptsächliche Funktion der amerikanischen oder westeuropäischen Rinder? Oder dienen sie uns auf eine andere Weise, die eher von wirtschaftlichen Faktoren als von dem Naturtalent des Tieres bestimmt wird?

---

* Wenn nicht anders angegeben, beziehen sich *alle* Daten, Zahlen und Statistiken auf den Tatbestand in den Vereinigten Staaten. Da sich die Zustände in der ganzen westlichen Welt gleichen, besteht der Unterschied nur in den Größenverhältnissen. Das Gesamtbild an sich ist dasselbe. – Anmerk. d. Übersetzerin.

1. Wie man den Überfluß los wird

Während der letzten drei Jahrzehnte hat man in den Vereinigten Staaten von Rechts wegen den sogenannten Grünen Plan (auch *Grüne Revolution* genannt) durchgeführt, von dem die seit 1940 geborene Generation junger Amerikaner, für die landwirtschaftlicher Überfluß etwas Selbstverständliches war, nichts wußte. Hauptsächlich durch genetische Saatverbesserung und weitverbreitete Anwendung sowohl von künstlichen Düngemitteln als auch von Schädlingsbekämpfungsmitteln stieg die Ergiebigkeit des amerikanischen Agrarlandes zwischen 1950 und 1971 um 50 Prozent.[1]

Beim Mais verdreifachte sich der Ertrag. Aber genau wie bei der kürzlichen Grünen Revolution in Asien war die amerikanische Wirtschaft nicht bereit, die »gute Nachricht« vom Durchbruch in der Ausnutzung unserer natürlichen Umwelt zu empfangen. Wegen der ungleich verteilten Reichtümer bei uns und im Ausland war es unmöglich, die angehäuften Vorräte gewinnbringend zu verkaufen. So stand die amerikanische Landwirtschaft sehr bald vor der Frage, wie man den Überfluß loswerden könnte.

Der leichteste Ausweg war ganz einfach: Nichts mehr anbauen. Wie bereits erwähnt, wurde 1972 auf je viereinhalb Morgen bebautes Land ein Morgen stillgelegt. (In jenem Jahr wurden den Landwirten 3,6 Milliarden Dollar Entschädigung ausbezahlt, das Dreifache dessen, was uns die jetzige Ernährungshilfe kostet.[2]) Trotzdem erreichte die Ernte Rekordhöhe.[3] Die Regierung half noch auf andere Weise, indem sie konzessionierte Verkäufe unter der Legislatur »Nahrung für Frieden« förderte, buchstäblich ein »Überschußabstoßungsprogramm« laut Terminologie der landwirtschaftlichen Lehrbücher.[4]

Universitätsprofessoren wurden aufgerufen, sich mit unserem »Nahrungsproblem« zu befassen. Ein Agronom von der Universität Purdue berichtete, daß er in den vierziger Jahren ein staatliches Stipendium erhielt mit der Auflage, »eine Möglichkeit zu finden, wie alle diese Nahrungsmittel verbraucht werden könnten, ohne der Ernährung zu dienen«.[5] Er gestand, es wäre ihm nicht so recht gelungen, ein »Unnahrungsmittel« zu schaffen. Aber das war auch gar nicht nötig. Die vollkommene Lösung hatte man bereits gefunden: im Stier.

Da der Stier unter allen Wiederkäuern am wenigsten geeignet ist, pflanzliches Protein in tierisches zu verwandeln, hingegen mit seinem Fleisch einer großen Nachfrage Genüge tut, konnte er das Problem auf ideale Weise lösen. Ein Pfund Rindfleisch entspricht heute 16 Pfund Getreide und Sojabohnen.[6] Die restlichen 15 Pfund? Für uns sind sie unerreichbar, denn sie werden entweder von dem Tier in Energie umgesetzt oder dienen dem Aufbau eines ungenießbaren Körperteils, oder sie gehen im Mist verloren.

Über diese Zahlen ist nun eine interessante hitzige Debatte in Gang. Ein Er-

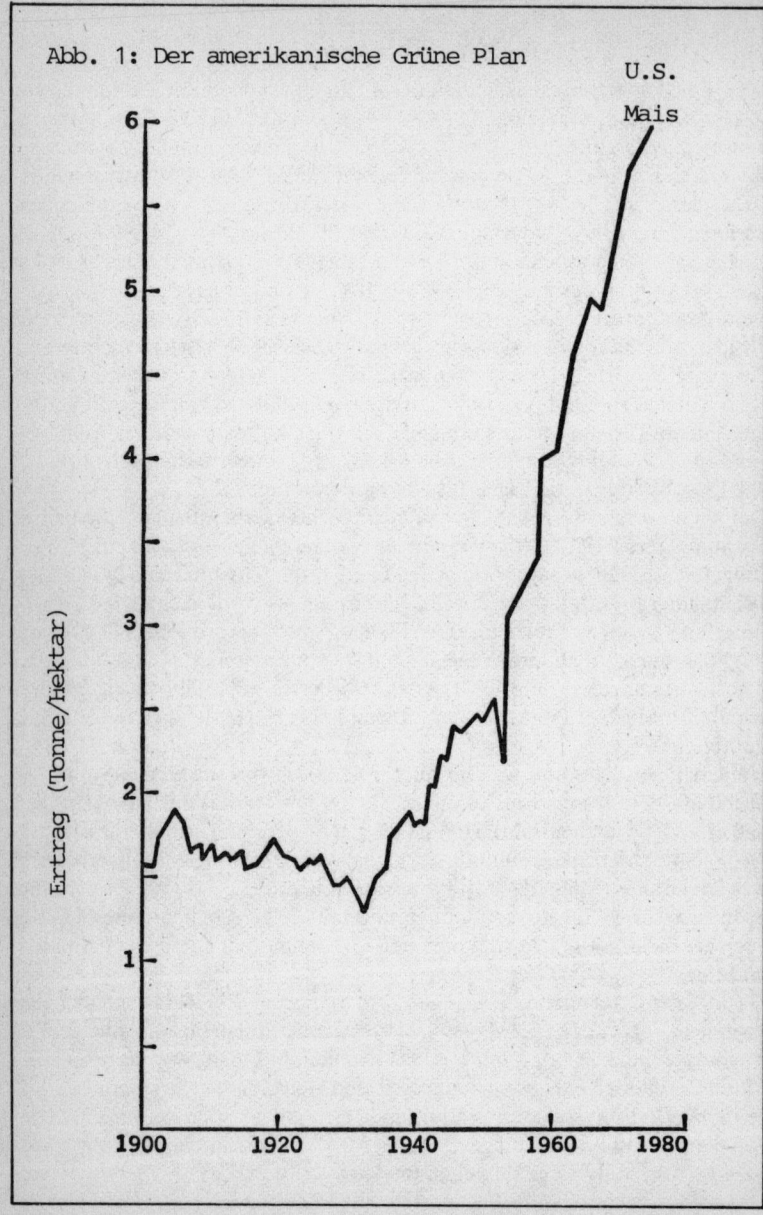

Abb. 1: Der amerikanische Grüne Plan U.S. Mais

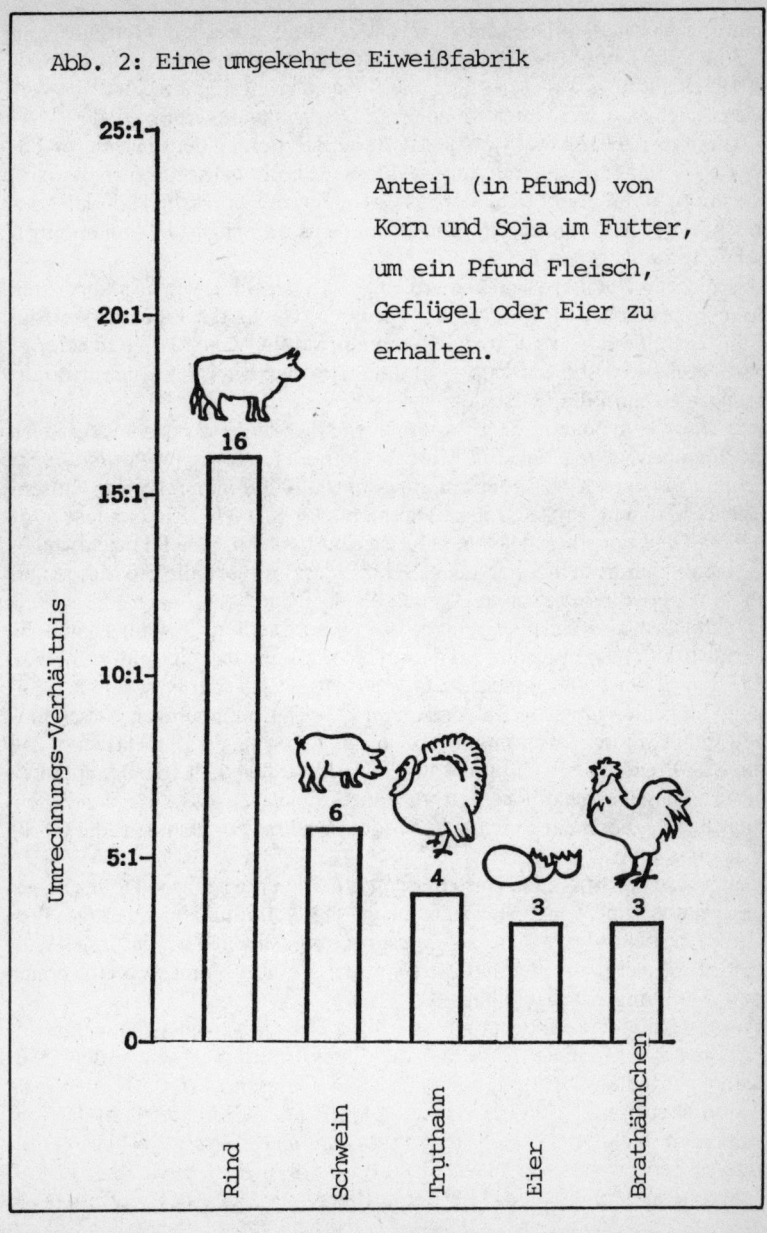
Abb. 2: Eine umgekehrte Eiweißfabrik

nährungswissenschaftler schätzt das Verhältnis zwischen Getreide und Fleisch auf 20 zu 1[7], aber die meisten Befürworter der gegenwärtigen Praxis geben es mit ungefähr 7 zu 1 an. Wieso ein so großer Unterschied? Er verwirrte mich, bis ich dahinterkam, daß die zweitgenannte Gruppe zu dem Verhältnis 7 zu 1 gelangt war, weil sie das Getreidefutter mit dem ganzen genießbaren Fleisch verrechnete. Aber wenn man die Lebenszeit eines Stiers in Rechnung stellt, ergibt sich, daß das Getreide weniger als die Hälfte des genießbaren Fleischs ausmacht. (Die genaue Ausrechnung ist in Anmerkung 6 auf S. 185 angegeben.)

Die anderen Nutztiere sind viel ergiebiger als der Stier, wie aus Abb. 2 auf Seite 19 zu ersehen ist: Das Schwein konsumiert sechs, der Truthahn vier, das Huhn drei Pfund Getreide und Sojabohnen, um ein Pfund Fleisch zu liefern.[8] Noch ergiebiger ist die Milchproduktion der Kühe: Ein Liter Milch erfordert weniger als ein Pfund Getreide.

Wie unergiebig Nutztiere als Proteinumwandler sind, ist aus dem Vergleich mit Pflanzen zu ersehen. Ein Morgen Getreidefelder ergibt *fünfmal mehr* Protein als ein Morgen, der zur Fleischproduktion genutzt wird. Hülsenfrüchte (Bohnen, Erbsen, Linsen) können *zehnmal mehr*, Blattgemüse *fünfzehnmal mehr* ergeben. Das sind Durchschnittszahlen; jede Pflanzenkategorie kann sogar noch mehr ergeben. Spinat zum Beispiel kann pro Morgen bis zu *zwanzigmal mehr* Protein ergeben als das Rind.[9]

Der Stier ist also ein unergiebiger Proteinumwandler. Das amerikanische Landwirtschaftsministerium hat darauf hingewiesen, daß Getreide nur bis zu 25 Prozent der Futtereinheiten des Viehs ausmacht – der Rest sei für Menschen ungenießbarer Stoff, der von ihm in hochproteinhaltiges Fleisch umgewandelt werde. Das stimmt. Um so unglaublicher ist die Tatsache, daß diese 25 Prozent des Viehfutters aus Getreide bestehen, das den Hauptanteil unserer landwirtschaftlichen Ernte bildet! Doch um das zu ermöglichen, mußte man zuerst ein ganz neues Produktionskonzept ersinnen: die Großmastoperation.

Dabei wird den Stieren in Herden zu mehreren hunderttausend Stück beigebracht, über eine Tonne Getreide plus 300 bis 400 Pfund hochwertiges Protein zu vertilgen.[10] Da diese »Zwangsfütterung« einem Tier, das freies Weiden gewöhnt ist, zuwiderläuft, wird mit der Verabreichung von Hormonen und Antibiotika nachgeholfen.[11]

Während dieser Periode unseres Grünen Planes begegnete man mit der Großmastoperation der Notwendigkeit, den »Überfluß« loszuwerden. 1940 wurde nur einem Drittel des Viehbestands Getreide verfüttert, aber 1972 waren über drei Viertel der vermarkteten Rinder Großmast-Getreidekonsumenten. Jeder Stier erhielt 1972 55 Prozent mehr Getreide als 1960.[12] Interessanterweise aber ergab diese Fütterung weniger Fleisch als vor zwölf Jahren. Das liegt daran, daß bei der hochgradigen Getreideverfütterung ein großer Teil in Fett umgesetzt wird, und Fettumsatz erfordert doppelt so viel Futterenergie wie der Umsatz in mageres Fleisch.[13] (Darum stellt ein durchwachsenes Stück Fleisch mehr Getreideverbrauch dar als ein mageres Stück.)

Die Kapazität der Nutztiere stellte sich als so gewaltig heraus, daß wir jetzt ungefähr die Hälfte unserer Ernte loswerden können, wenn wir sie Tieren verfüttern.[14] Aber nicht nur nahrhafte Getreidesorten und Sojabohnen werden als »Viehfutter« deklariert, sondern auch beträchtliche Mengen an Milchprodukten[15], Fischmehl[16] und Weizenkeimlingen. Mais, Hafer und Gerste werden zu ungefähr 90 Prozent[17] und die nicht exportierten Sojabohnen zu über 90 Prozent an Tiere verfüttert.[18] Früher wäre dieses »Rindfleisch« eine wertvolle Proteinquelle für die Menschen gewesen. Aber um sich den jetzigen großen Proteinverlust klarzumachen, braucht man sich nur Tabelle 1 anzusehen, die den Titel trägt: »Das Schicksal der amerikanischen Proteinquellen.« Wir haben unsere Proteinzufuhr so gründlich schrumpfen lassen, daß die amerikanischen Nutztiere 1973 *sechsmal mehr* Proteine konsumierten, als die Bevölkerung zu ihrer Gesunderhaltung brauchte.[19]

Tabelle 1: Das Schicksal der amerikanischen Proteinquellen

Quelle	Durchschnittl. Proteingehalt	Verhältnis der Verfütterung an Nutztiere
1. Mais, Gerste, Hafer	8 bis 14 %	90 %
2. Sojabohnen	35 bis 40 %	90 %
3. Weizen	11 bis 14 %	24 %
4. Milch	3 bis 4 %	2 %*
Milchpulver	30 bis 33 %	
5. Total der Ernte		50 %

Quellenangaben s. Anmerkung 28 auf S. 187

Fügen wir nun diese beiden Faktoren zusammen: die riesigen Mengen genießbarer Pflanzen, die Tieren verfüttert werden, und die unergiebige Umwandlung des Futters in Nahrung für den Menschen. Das statistische Ergebnis ist bestürzend. Wenn wir Milchkühe ausschließen, ist das durchschnittliche Umwandlungsverhältnis 7 Pfund Getreide und Sojabohnen (verfüttert an Nutztiere) zu 1 Pfund genießbarem Fleisch. (Man beachte, daß es sich bei diesen Zahlen um den *Durchschnitt* verhältnismäßig hoher [Huhn] und niedriger [Stier] Umwandlungsfähigkeit handelt.)

Nach dieser Schätzung ergaben die 140 Millionen Tonnen Getreide und So-

---

* 2 % der amerikanischen Milchproduktion entsprechen 1,7 Milliarden Pfund Milch, 1,4 Milliarden Pfund Trockenmagermilch und 63 Millionen Pfund Milchfett.

jabohnen, die 1971 an Rinder, Geflügel und Schweine verfüttert wurden, nur 20 Millionen Tonnen Fleisch, also *ein Siebentel.* [20] *Die restlichen fast 118 Millionen Tonnen Getreide und Sojabohnen konnten vom Menschen nicht konsumiert werden.* Obwohl Nordamerika als Exporteur von Getreide und Sojabohnen an der Spitze steht, betrug dieser unglaubliche »Verlust« durch Futterverwendung das Doppelte unserer gegenwärtigen Ausfuhr. Die Menge würde genügen, jedem Menschen auf Erden ein Jahr lang täglich mehr als eine Tasse voll gekochten Getreides zu verabreichen! [21]
Um sich vorzustellen, was das praktisch bedeutet, braucht man sich nur in ein Restaurant vor ein Beefsteak, das 225 Gramm wiegt, zu setzen und im Geist das Lokal mit 45 bis 50 Menschen zu bevölkern, die eine leere Schale vor sich haben. Für die »Fütterungskosten« des Beefsteaks könnte jede Schale mit gekochten Zerealien gefüllt werden! [22]
Die krasseste Enthüllung der Art und Weise, wie die entwickelten Länder ihre Produktivkapazität benutzen, ist wohl die Feststellung, die Lyle P. Schertz vom amerikanischen Landwirtschaftsministerium gemacht hat: »In den entwickelten Ländern verbrauchen die Milliarden Menschen so viel Getreide als *Viehfutter* zur Gewinnung von tierischem Eiweiß, wie die zwei Milliarden in den unterentwickelten Ländern für den *Eigenbedarf* verbrauchen.« [23] Es ist klar, daß die Erde dem nicht gewachsen ist.
Sollte jeder Mensch so ernährt werden wie die Amerikaner, dann müßte auf der Welt dreimal so viel Getreide wie jetzt produziert werden. [24] Wenn das auf die Jetztzeit zutrifft, was wäre dann in 30 Jahren notwendig, wo sich die Weltbevölkerung verdoppelt haben wird? Selbstverständlich ist unser gegenwärtiges Ernährungsschema für die Zukunft undenkbar.
Als der englische Nationalökonom Thomas Robert Malthus im achtzehnten Jahrhundert das sogenannte Malthusische Gesetz aufstellte, nach dem die Bevölkerung die Tendenz hat, sich rascher zu vermehren als die zu ihrer Erhaltung erforderlichen Nahrungsmittel, ahnte er nicht, daß nur die Bevölkerungszahl die Produktivkapazität der Erde aus dem Gleichgewicht bringen würde. Er konnte die ungeheure Kluft zwischen der reichen Minderheit und der armen Mehrheit nicht voraussehen – diesen Zustand, in dem gewaltiger Überfluß von der reichen Minderheit ohne weiteres konsumiert wird. Wie hätte Malthus auch voraussehen sollen, daß die Welt wirtschaftlich so aus dem Gleichgewicht geraten würde, daß es den Reichen zum Vorteil gereicht, wenn sie die Güter der Erde Tieren verfüttern, anstatt Menschen zu ernähren?
Edwin Martin, der amerikanische Delegierte bei der Welternährungskonferenz 1974 in Rom, berichtete, daß eines der Hauptthemen bei der Konferenz der Frage galt, »die Ergiebigkeit der Ernährungssysteme in den entwickelten Ländern zu verbessern«. Gewiß ist das notwendig, aber hat sich der amerikanische Abgeordnete mit der Ergiebigkeit in seinem eignen Land befaßt? [25]

2. Wie die Armen für unser Beefsteak »bezahlen«

Der landwirtschaftliche Überfluß in den Vereinigten Staaten ist beispiellos, mit keinem anderen Land der Welt zu vergleichen. So üppig hat uns die Natur mit ihren Gaben bedacht, daß nach den Worten eines Fachmanns »das Problem des Ernteüberschusses sowohl dem landwirtschaftlichen Sektor als auch der Regierung seit den letzten neunziger Jahren zu schaffen gemacht hat«.[26] Die günstige geografische Lage gab Nordamerika besondere Möglichkeiten. Mit diesem Quellenreichtum hätte man jedem Amerikaner ungeachtet seines Einkommens alles fürs Leben benötigte Getreide und Gemüse sichern können. Statt dessen wurde ein nationales Konsumschema geschaffen, bei dem die Mehrheit, die bezahlen kann, weit über ihre biologischen Bedürfnisse hinaus (sogar bis zur Gefährdung der Gesundheit) die unergiebigsten Produkte der Nutztiere überkonsumiert, während sich die arme Minderheit, die nicht bezahlen kann, ungenügend ernährt und sogar an Unterernährung leidet. Die tragische Ironie hat Senator Ernest Hollings in seinem 1970 erschienenen Buch »The Case Against Hunger« (»Der Prozeß gegen den Hunger«) zum Ausdruck gebracht: »Millionen Amerikaner leiden Hunger, und es ist erwiesen, daß es um die allgemeine Ernährung bei uns schlechter steht als gegen Ende des Zweiten Weltkriegs.«

Hollings führt in seinem Buch die Ergebnisse der staatlichen Ernährungsinspektion an, deren Leiter, Dr. Arnold Schaefer, erklärt hat, daß die Ernährungsprobleme unter den Armen in den Vereinigten Staaten denen gleichen, »die wir in den Entwicklungsländern angetroffen haben«. Die schlimmsten Mangelkrankheiten seien Kwashiorkor, hervorgerufen durch langfristigen Proteinmangel, und Marasmus, der von längerem Mangel an Nahrungskalorien herrührt. (Man kennt ja die Bilder von hungerleidenden farbigen Kindern, deren Bauch durch ein Hungerödem aufgeschwollen ist; meistens leiden sie an beiden Krankheiten.) »Beide Krankheiten«, betont Hollings, »kommen außer als Folgen der Unterernährung selten vor. Aber beide haben die Inspektionsärzte in unserem großen fruchtbaren Land gefunden.«

Bei Familien in *Texas* und *Louisiana*, die von weniger als 3000 Dollar im Jahr leben mußten, waren ernste Mangelkrankheiten aufgetreten, bei über 16 Prozent schlimmere als in unterentwickelten Ländern. 4 bis 5 Prozent der Kinder waren im Wachstum zurückgeblieben und litten an Hungerödemen. In *Nashville* im Staat *Tennessee* wurde Marasmus festgestellt, und in einem Indianerreservat in *Arizona* stellte man das Vorkommen von Kwaschiorkor und Marasmus fest. Wie Dr. Schaefer es schlicht ausdrückte: »Wir hatten nicht erwartet, derartige Fälle in den Vereinigten Staaten zu finden.«

Der Grund, warum ich nur einige Daten angeben kann, ist darin zu sehen, daß die Untersuchung, die ursprünglich in sämtlichen Staaten vorgenommen werden sollte, 1970 abgebrochen wurde, bevor die Analyse der ersten

Zehn-Staaten-Studie beendet war. Nach Hollings' Vermutung brachten die ersten Ergebnisse der Inspektion die Nixon-Administration »politisch in Verlegenheit«.

Seither ist es den Armen noch weniger möglich, sich einigermaßen gesund zu ernähren. Zwischen Dezember 1970 und Dezember 1973 haben sich die Kosten für die billigste angemessene Ernährung verdoppelt, so daß weder die Zuwendungen durch die Wohlfahrt noch die Arbeiterlöhne Schritt zu halten vermochten.[27]

Die Armen müssen das landwirtschaftliche System büßen, das die Steakproduktion um des Gewinnes willen ankurbelt, anstatt billige Lebensmittel für alle hervorzubringen.

II. Das gemästete Kalb

Obwohl Proteine in den meisten Ländern zu den kostbarsten Nährstoffen zählen, legen die Amerikaner erstaunlicherweise auf Fett größeren Wert. Die proteinreiche Ernährung der Nutztiere zielt nicht etwa darauf ab, proteinreiches Fleisch zu gewinnen, wie man doch annehmen würde. Im Gegenteil, in den letzten 120 bis 150 Tagen vor der Schlachtung wird das Vieh gemästet, weil die Qualitätsbeurteilung davon abhängt, wie stark das Fleisch von Fett durchwachsen ist. Das höchstbewertete Rindfleisch hat zum Beispiel ungefähr 63 Prozent mehr Fettgehalt und dementsprechend auch mehr Kalorien und Cholesterin, aber weniger Protein als das Standardfleisch.

Diese Vorliebe für Fett führt zu unglaublicher Vergeudung: Viel davon wird einfach weggeschnitten und fortgeworfen. Fleisch erster Qualität besteht zu ungefähr 20 Prozent aus Fett.[1] Im Jahr 1973 wurden 2,5 Milliarden Pfund überflüssiges Fett im Kleinhandel weggeschnitten. (Der größte Teil dieses Fettes stellte vergeudetes Getreide dar.[2]) Die Kosten für Produktion, Transport und Wegschneiden des überflüssigen Fettes schätzt das Landwirtschaftsministerium auf jährlich über zwei Milliarden Dollar.[3]

Im Jahr 1974 beschloß das Ministerium jedoch, über diese Politik der Fettbewertung einmal nachzudenken. Wäre es nicht sinnvoll, in einem Lande, wo man über Cholesterin und Kalorien Bescheid wußte, und wo außerdem Raubbau an den Getreidevorräten getrieben wurde, die Bewertung zu ändern? Das Ministerium schlug mehrere Veränderungen vor; die umstrittenste betraf die erste Qualität, die auf junge Rinder ausgedehnt werden sollte, obwohl ihr Fleisch weniger durchwachsen ist als die damalige erste Qualität. Man führte an, daß Rinder unter dreißig Monaten zartes Fleisch hätten, ohne viel Fett anzusetzen.[4] Außerdem machte man geltend, daß kein Geschmacksunterschied bestehe.

Einer derartigen Veränderung kam insofern Bedeutung zu, als die Mastzeit

um zwei Wochen verkürzt worden wäre, womit man jährlich 8400 Pfund Getreide eingespart hätte. Für den Konsumenten wäre ein Pfund Fleisch um acht Cent billiger zu stehen gekommen.[5]
Trotz der Verbilligung stieß dieser Vorschlag auf starken Widerstand. Das Ministerium erhielt mehr Protestbriefe als je zuvor bei einer Neuerung. Fleischpacker, Viehfütterer, Grossisten, alle widersetzten sich dem Vorschlag. Konsumenten befürchteten, »beschwindelt« zu werden, indem man ihnen für Fleisch zweiter Qualität den Preis für erste Qualität abknöpfte.[6]
Nach einem anderen Vorschlag, der wohl die umfassendste Wirkung haben würde, sollte die Bewertung nach dem reinen Fleischertrag vorgenommen werden. Je weniger abgelagertes Fett ein Tier aufweist, desto wertvoller wäre sein Fleisch. Das heißt, mageres Fleisch wäre kostbarer. Eine solche Bewertung könnte für die Viehzüchter ein Antrieb sein, Tiere mit hochqualitativem magerem Fleisch zu züchten.
Das Verdikt der Regierung ist noch nicht gefallen; wahrscheinlich wird sie keines fällen, zumindest vorläufig nicht. Das ist bedauerlich, denn wenn die Änderung auch minimal ist, so bedeutet sie doch einen Schritt in die Richtung, wo gesunder Menschenverstand über die Fleischproduktion entscheidet. Offenbar fehlte es der Regierung an Durchschlagskraft, so daß es ihr nicht gelang, das amerikanische Volk vom Nutzen einer neuen Bewertung zu überzeugen und sowohl den Widerstand der geschäftlich Beteiligten als auch das Mißtrauen der Unwissenden zu besiegen. Schade.

III. Das verborgene Talent der Nutztiere

Nichts erfordert bei der Fleischproduktion eine so ungeheure Proteinvergeudung. In früherer Zeit haben die Tiere den Menschen als »Proteinfabriken« gedient, aber jetzt gibt man ihnen in den Vereinigten Staaten gar keine Gelegenheit zu zeigen, was sie können! Tatsächlich sind sie imstande, begrenzt fruchtbares Land, das sich für den Anbau nicht eignet, in Fleisch für uns zu verwandeln, und es wird denn auch ein Drittel bis zur Hälfte des Bodens als Weideland benutzt.[1] Aber die Biologie der Wiederkäuer ist noch bemerkenswerter, als diese Zahl andeutet. Rinder, Schafe und Ziegen brauchen sich kein Protein *zuzuführen*, um Protein zu *erzeugen*, weder das Protein im Getreide noch das in der Luzerne.
Der Pansen des Wiederkäuers, ein Magenabschnitt, ist buchstäblich eine Proteinfabrik. Der Mikroorganismus im Pansen, Milliarden von Bakterien und Protozoen, stellt das Protein im Pansen her, das dann im eigentlichen Magen wie alle Eiweißstoffe behandelt wird. Nicht nur ermöglicht es der Pansen dem Wieedrkäuer, ohne Zufuhr von Protein in der Nahrung, von B-Vi-

taminen und essentiellen Fettsäuren zu gedeihen, sondern er verleiht dem Tier auch die Fähigkeit, große Mengen von Faserstoffen zu verdauen.[2]
Hingegen benötigen Wiederkäuer Stickstoffzufuhr in Form von Harnstoff, Ammoniumsalzen, Kartoffelstärke, Zellulose und Sucrose. Milchkühe haben mit dieser Ernährung – ohne jegliche Proteinzufuhr – nur 25 Prozent weniger Milch hervorgebracht als die Kühe, die nach amerikanischer Methode gefüttert wurden. Vitamin- und Mineralstoffgehalt ihrer Milch waren durchaus normal.[3]
Eine Studie hat ergeben, daß Kälber mit proteinlosem Futter entwöhnt werden können, ohne daß ihr Fleisch Einbuße erleidet. Geschmack, Saftigkeit und Zartheit des Fleisches lassen ebensowenig zu wünschen übrig. Der einzige Unterschied besteht in langsamerem Wachstum und späterer Pubertät. In Anbetracht der großen Vorteile, die getreidelose Ernährung mit sich bringt, wäre das langsamere Wachstum leicht in Kauf zu nehmen.[4]
Die besonderen Vorzüge des Wiederkäuers besagen, daß er vielerlei Abfallstoffe in proteinhaltige Nahrung umwandeln kann. So hat man mit der Verfütterung der folgenden Abfallstoffe großen Erfolg gehabt: in *Florida* mit dem Überrest ausgequetschter Apfelsinen, in *Ghana* mit Kakaobohnenresten[5], in *England* mit Kaffeebohnenüberbleibseln[6], in der *Karibik* mit überreifen, für den Transport ungeeigneten Bananen.[7] Wiederkäuer gedeihen bei Zufuhr von abgetöteten, sterilisierten Bakterien[8], und sie können Abfallprodukte wie Zellulose, Zeitungspapier und Baumrinde verwerten.[9]
Aber die Erforschung dieser Möglichkeiten, geschweige denn ihrer Nutzung, wird vernachlässigt. Wir haben nicht nur die Fähigkeit der Wiederkäuer, Abfallstoffe in Protein umzuwandeln, mißachtet, sondern nicht einmal angefangen, das wahre Potential der früheren traditionellen Fütterung zu ergründen. Wozu sich die Mühe machen, wenn wir doch damit beschäftigt waren, all das Getreide loszuwerden? Doch seit sich die Bedürfnisse der hungerleidenden Welt bemerkbar machen, richtet sich die Aufmerksamkeit in vermehrtem Maße auf Verfütterung von Gras, Luzerne und Klee. Im Jahr 1975 machte das Vieh, das allein vom Weiden lebte, 30 Prozent des gesamten Marktes aus – 18 Prozent mehr als in den vorhergehenden Jahren.[10]
Über 750 Millionen Morgen Land werden jetzt als Weide benutzt (mindestens 40 Prozent des gesamten Bodens). Dieser Boden läßt sich größtenteils nicht pflügen, weil das Gelände zu steil oder nicht genügend bewässert ist; zum Teil eignet sich die Erde auch nicht zum Anbau.[11] Aber wir sind noch nicht bereit, uns das wirkliche Potential des Weidelandes zunutze zu machen. Dr. Harlow Hodgins, ein Agronom vom Landwirtschaftsministerium, schätzt, daß die Forschung am stärksten zwischen 1966 und 1970 vernachlässigt wurde, und betont, daß es »buchstäblich keinerlei grundlegende genetische Forschung über Futterpflanzen gibt, im Gegensatz zu den für Menschen genießbaren Pflanzen«. Wenn Futterpflanzen und Weideland optimal ge-

nutzt würden, sagt er, könnte das Getreide, das dem Vieh verfüttert wird, um 50 Prozent verringert werden, ohne daß die Fleischgewinnung die geringste Einbuße erleiden würde![12] Nach einem anderen Studienbericht bleibt so viel Ballaststoff (Mais- und Mohrenhirse-*Kolben*) ungenutzt, daß jährlich eine Viehherde von 12 bis 30 Millionen Stück davon ernährt werden könnte![13]
Während sich einige Agronomen dafür einsetzen, das vernachlässigte Potential der Futterpflanzen auszubeuten, versuchen andere, die ohnehin bemerkenswerten Eigenschaften der Wiederkäuer zu verbessern, und das mit Erfolg. Nach fünfzehnjähriger Arbeit hat D. C. Basolo jun. eine Kreuzung von Büffel und Hausrind herangezüchtet: den »Beefalo«. Er sagt, seine Schöpfung könne das erwünschte Marktgewicht von 1000 Pfund acht Monate früher als der Standardstier erreichen, und zwar einzig und allein mit *Gras*. Sein Fleisch sei zudem magerer, schmackhafter und proteinreicher![14]
Offenbar bieten sich viele Möglichkeiten, wenn man wirklich bestrebt wäre, das Potential unserer Nahrungsquellen zu vergrößern.

IV. Vergeudung des Verschwendeten

Manche Leute sind der Ansicht, daß kein Verlust entstehe, wenn wir den Nutztieren ungeheure Mengen proteinhaltiger Nahrung verfüttern und verhältnismäßig wenig Nahrung für den Menschen zurückerhalten. Wir leben ja in einem geschlossenen System, sagen sie. Die tierischen Exkremente kehren zum Boden zurück und nähren die Pflanzen, die wiederum von den Tieren gefressen werden, so daß sich ein natürlicher ökologischer Kreislauf ergibt. Wäre das doch nur wahr!
Die tierischen Exkremente belaufen sich in den Vereinigten Staaten auf jährlich zwei Milliarden Tonnen, was den Exkrementen von zwei Milliarden Menschen entspricht, also mehr als der Hälfte der Gesamtbevölkerung der Erde.[1] Welch eine Herkulesarbeit wäre es, diese Menge von Tierexkrementen zu sammeln und zu verteilen, um den idealisierten ökologischen Kreislauf zu vervollständigen! Im Gegensatz zu den landwirtschaftlichen Praktiken in anderen Ländern schließen die Verhältnisse der Tierzucht in den Vereinigten Staaten eine solche Möglichkeit aus. Die Konzentration von 10 000 bis mehreren 100 000 Rindern auf einer einzigen Weideparzelle führt zu einem Übermaß an Dung, das die Fassungskraft des betreffenden Gebiets weit überschreitet. Und da es sich nicht lohnen würde, die Exkremente dorthin zu befördern, wo sie gebraucht werden können, findet der größte Teil den Weg in unsere Kanalisation. Georg Borgstrom, ein Fachmann für Geografie der Ernährung, schätzt, daß die Nutztiere zehnmal mehr zur Wasserverschmutzung beitragen als Menschen und dreimal mehr als die Industrie.[2] Im Boden wird der Stickstoff in Ammoniak und Nitrat umgewandelt; diese chemischen

Stoffe sickern sowohl ins Grund- als auch ins Oberflächenwasser. Durch Sauerstoffentzug und Algenüberwucherung wird der Wasserverseuchung weiterhin Vorschub geleistet.[3]

Neuerdings schenkt man den tierischen Exkrementen insofern mehr Interesse, als man tatsächlich untersucht, wie sie in den Kreislauf von Futter und Energiequelle eingeordnet werden könnten. Nach Ansicht des Landwirtschaftsministeriums entspricht der potentielle Proteingehalt des Dungs der gesamten amerikanischen Sojabohnenernte![4]

Der Nährwert der Geflügelexkremente, die man Stieren verfüttert hat, ist genau gleich wie der Nährwert der üblichen Sojabohnenrationen.[5] Bei anderen Experimenten wurden einzellige Organismen benutzt; sogar die Hausfliege und der Regenwurm haben sich als erfolgreiche »Erntearbeiter« des Stickstoffs im Dung erwiesen. Diese Organismen werden dann ihrerseits so behandelt, daß sie als Nahrung dienen können.[6]

Die Exkremente der Nutztiere enthalten nicht nur wiedergewinnbares Protein, sondern auch große Mengen wertvollen Methangases. Man hat ausgerechnet, daß aus den Exkrementen von 100 000 Rindern jährlich zehn Millionen Kubikzentimeter Methangas im Wert von 510 000- bis 990 000 Dollar gewonnen werden könnten – diese Menge entspricht dem gegenwärtigen Gasverbrauch von 30 000 Menschen.[7] In *Colorado* wird man bald dazu übergehen, diese Entdeckung praktisch auszuwerten. Als Nebenprodukt ergibt sich dabei ein trockenes Konzentrat.[8]

Alle diese Projekte scheinen von der Annahme auszugehen, daß es bei der Getreideverfütterung bleiben wird. Sollen wir das einfach hinnehmen? Müßte nicht die Prioritätsfrage gestellt werden, bevor wir uns von dem Gedanken der Wiederverwertung bestricken lassen? Die Herstellung von Methangas aus tierischen Exkrementen ist nichts anderes als Gasproduktion aus Getreide. Es hört sich großartig an, daß sich der Gasbedarf von 30 000 Menschen auf diese Weise befriedigen läßt. Aber wenn das Getreide, statt zur Gaslieferung zu dienen, als Nahrung für Menschen benutzt würde, könnte eine halbe Million davon leben.

V. Die Protein-Abfallgrube

Wir schmeicheln uns, den Hungernden zu helfen, hören wir doch immer wieder, daß ganze Schiffsladungen von Lebensmitteln an die Bedürftigen abgehen. Der Nahrungsmittelhandel hat jedoch noch eine andere Seite, von der wir wenig erfahren. Georg Borgstrom sagt darüber folgendes:

Durch ölhaltige Produkte (Erdnüsse, Palmenkerne, Kopra usw.) und Fischmehl erhält der Westen von der hungernden Welt eine Million Tonnen Protein mehr, als den Hungernden durch Getreide geliefert wird. Mit ande-

ren Worten, der Westen tauscht ungefähr drei Millionen Tonnen Getreideprotein gegen vier Millionen Tonnen anderes Protein ein, dessen Nährwert erheblich größer ist.[1]
Diese importierte proteinreiche pflanzliche Nahrung geht hauptsächlich an Nutztiere. Borgstrom schätzt, daß ein Drittel der afrikanischen Erdnußernte (der Proteingehalt ist der gleiche wie bei Fleisch) im Magen der westeuropäischen Rinder und Hühner landet.[2] Ende der sechziger Jahre hätten die ölhaltigen Produkte, wären sie Menschen zugeführt worden, so viel Protein geliefert wie sämtliche tierischen Proteine der Welt.[3]

Tabelle 2: Das Schicksal der Weltproteinquellen

Artikel	Durchschnittl. Proteingehalt	Verhältnis der Verfütterung an Nutztiere
1. Getreide	8 bis 14 %	33 bis 35 %
2. Ölfrüchte (Erdnüsse, Palmenkerne usw.)	26 bis 40 %	60 bis 70 %
3. Fisch	15 bis 25 %	40 bis 50 %
4. Milchprodukte	3 bis 33 %	25 bis 40 %

Quellenangaben s. Anmerkung 15 auf S. 188

Wir meinen zwar, die arme Welt hänge von der Lebensmitteleinfuhr ab, aber in Wirklichkeit wird sie durch den Export an die reichen Länder belastet. Zu Beginn der siebziger Jahre waren Westdeutschland und die Vereinten Staaten die führenden landwirtschaftlichen Importeure. Japan und Westeuropa zusammen weisen ungefähr ein Sechstel der Bevölkerung in den armen Ländern auf; doch sie importieren 20 Prozent mehr Getreide als sämtliche unterentwickelten Länder![4] Pro Kopf der Bevölkerung führen Dänemark, Israel, Holland und Belgien am meisten Pflanzenproteine ein – nicht Tschad, Senegal oder Bangladesh.[5]
Im Hinblick auf die Ernährung haben wir von manchen Ländern ein ganz falsches Bild. Das gilt besonders für Holland: Man sieht im Geist ein Milchmädchen mit dem Häubchen auf dem Kopf und einem Milcheimer in der Hand. Aber Holland steht in bezug auf Milchprotein-*Einfuhr* an der Spitze. Mitte der sechziger Jahre führte Holland jährlich mehr Trockenmagermilch (hauptsächlich für Kälber) ein als alle unterentwickelten Länder zusammen![6]
Die Vereinigten Staaten, deren texanisches Rindfleisch berühmt ist, stehen in bezug auf Rindfleisch-Einfuhr an der Spitze.[7] Sie importieren pro Kopf der Bevölkerung ungefähr fünf Pfund Fleisch[8], das heißt so viel, daß jeder fast täglich einen Hamburger essen könnte. Obwohl diese Menge nur etwa 7 Pro-

zent des Gesamtkonsums ausmacht, entspricht sie dem jährlichen Gesamtkonsum in vielen armen Ländern.

Fast die Hälfte dieses importierten Fleischs kommt aus den mittelamerikanischen Ländern, wo größter Proteinmangel herrscht: Costa Rica, Nicaragua, Honduras und Guatemala.[9] Und was bedeutet diese Einfuhr, die eigentlich nur ein Bröckchen in unserem Fleischtopf darstellt? Laut Alan Berg, einem Ernährungsfachmann der Weltbank, stieg die Fleischproduktion in Mittelamerika in den sechziger Jahren geradezu dramatisch, während der Konsum pro Kopf der Bevölkerung kaum stieg oder gar sank. Das extremste Beispiel, das er angibt, ist Costa Rica, wo die Produktion um 92 Prozent stieg und der Konsum um 26 Prozent sank. Das Fleisch »endet nicht im Magen der Lateinamerikaner, sondern als Hamburger in den Restaurants der Vereinigten Staaten«.[10]

Der Fischmehl-Import aus Lateinamerika hat hingegen den tiefsten Stand seit 25 Jahren erreicht. Früher machte er einen großen Teil des proteinhaltigen Tierfutters aus. Wahrscheinlich ist diese Einbuße auf die rücksichtslose, profitsüchtige Abfischung der Gewässer zurückzuführen, mit der man der unersättlichen Begierde nach billiger Nutztiernahrung nachkam. Jetzt hat die peruanische Regierung die Quote für Sardellen auf eine Million Tonnen festgesetzt, um diese unschätzbare Proteinquelle zu bewahren.[11] Dafür stehen die Vereinigten Staaten als Importeure anderer Meeresprodukte an erster Stelle. Sie führen ungefähr ein Viertel des Weltimports an frischen und eingefrorenen Fischen und ein Drittel der Schalentiere ein.[12] Die Krebse, die in den Staaten verbraucht werden, stammen größtenteils aus Mexiko und Indien.[13] Alles in allem konsumieren wir und die anderen reichen Länder, obwohl wir nur ein Drittel der Weltbevölkerung ausmachen, 75 Prozent des gesamten Fischfangs auf der Welt.[14]

VI. Land, das Geld einbringt, kann keine Nahrungsmittel hervorbringen

Bisher habe ich mich damit befaßt, wie der Mensch durch Fleischproduktion die Fruchtbarkeit der Erde falsch verwertet, anstatt sie zur Lebenserhaltung zu nutzen. Das landwirtschaftliche Potential der Welt hängt aber nicht nur davon ab, was wir mit dem, was die Erde hervorbringt, tun, sondern – sogar noch grundlegender – was wir selbst wachsen lassen.

Als ich vor mehreren Jahren mit Freunden in einem Café saß, kam es mir plötzlich in den Sinn, daß der schmackhafte Capuccino, den ich gerade trank, Millionen Morgen kultivierten Bodens in der hungrigen Welt versinnbildlichte. Wie kommt es, daß ein Land, das sein eigenes Volk nicht zu ernähren vermag, *mir* Kaffee liefert? Ich ging der Sache nach.

Vor über 300 Jahren führten die reichen Westmächte in ihren Kolonien das Anpflanzungssystem ein. Der einzige Zweck der Bepflanzung bestand darin, den Kolonisatoren Reichtum zu bringen, nicht Nahrungsmittel für Menschen. Unter diesem Gesichtspunkt wurden die Bodenerträge bestimmt: Tabak, Gummi, Tee, Kaffee, Kakao, Baumwolle und andere Fasern, lauter Dinge, die wenig oder gar keinen Nährwert haben. Es waren, wie man sich ausdrückte, leichtverkäufliche Landbauprodukte.
Leichtverkäufliche Landbauprodukte wurden im Welthandel die gültigen Ausfuhrartikel aus der Dritten Welt, so daß die Kolonialländer nach der Loslösung vom Mutterland wirtschaftlich davon abhingen als ihrem Unterhaltsmittel. Kaffee ist zum Beispiel der zweitwertvollste Artikel im Welthandel; er ist das wirtschaftliche Lebensblut von vierzehn Entwicklungsländern.
Leichtverkäufliche Landbauartikel beanspruchen natürlich Boden, oft den besten, auf dem Nahrungsmittel für die unterernährte einheimische Bevölkerung wachsen könnten. Roger Revelle, Leiter des Instituts für Bevölkerungsstudien an der Universität Harvard, schätzt, daß ein Zehntel des kultivierten Bodens in der Welt mit leichtverkäuflichen, nicht der Ernährung dienenden Landbauartikeln wie Baumwolle, Tabak, Gummi, Kaffee, Tee, Jute usw. bepflanzt ist.[1] Die Anbaufläche entspricht dem kultivierten Boden in ganz Europa![2] Mitte der sechziger Jahre berichtete der Welternährungsrat der Vereinten Nationen, die Produktion ungenießbarer Bodenerzeugnisse nehme in den Entwicklungsländern schneller zu als die Produktion von Nahrungsmitteln[3] – was nicht verwundert angesichts der Tatsache, daß bis zur »Grünen Revolution« Bewässerung und Düngung ausschließlich dem Boden vorbehalten waren, auf dem die Exportartikel wuchsen.[4]
Infolge der Bindung an ungenießbare Exportware verschlechterte sich die Lage der Bauern, die Nahrungsmittel produzieren, und des einheimischen Marktes in vielen Ländern der Dritten Welt immer mehr. In immer größerem Ausmaß mußten Nahrungsmittel importiert werden. Eine Ironie des Schicksals ist es, daß ein armes Land vieles von dem, was es mit leichtverkäuflichen Landbauartikeln verdient hat, hergeben muß, um eingeführte Lebensmittel zu bezahlen! Und die importierten Nahrungsmittel sind so teuer, daß sie hier hauptsächlich der wohlhabenden Minderheit zukommen. Nach Georg Borgstroms Meinung kosten zum Beispiel an der Elfenbeinküste »die importierten Proteine in Form von Fleisch-, Fisch- und Milchkonserven ungefähr elfmal soviel wie die exportierten Proteine in Form von Erdnüssen und Keksen aus ölhaltigen Samen«.[5]
Es ist schwer für ein armes Land, sich von der wirtschaftlichen Abhängigkeit von leichtverkäuflichen Ausfuhrartikeln zu lösen. Selbst wenn es sich auf die Nahrungsmittelproduktion umstellen möchte, ergeben sich viele Hindernisse. Erstens einmal erfordert jegliche Umstellung Kapital: Die beste Bodennutzung muß erforscht und der Boden selbst bearbeitet werden; verschie-

dene Anschaffungen sind notwendig, und das Exportsystem muß durch ein einheimisches Verteilungssystem ersetzt werden. Wie lassen sich Devisen beschaffen? Durch gesteigerten Verkauf von leichtverkäuflichen Landbauartikeln? Das hat man in den armen Ländern versucht; der Export wurde seit 1952 um mehr als ein Drittel gesteigert. Ihre Bemühungen brachten ihnen nur 4 Prozent mehr Gewinn ein![6]

Ein weiteres Hindernis ist darin zu sehen, daß ein anderer Exportartikel an die Stelle des aufgegebenen treten muß, wenn Devisen eingehen sollen. Man hat die Wahl zwischen Manufakturwaren oder den konservierten einheimischen Nahrungsprodukten (konservierte Lebensmittel erbringen mehr Gewinn als rohe). Aber die reichen Länder erheben höhere Zölle auf Fertigwaren als auf Rohmaterial (zum Beispiel keinen Zoll auf Häute, 5 Prozent auf Leder, 10 Prozent auf Schuhe[7]). Für die armen Länder ist es so schwer, in der reichen Welt einen sicheren Absatzmarkt zu finden, daß ihr Anteil am Weltmarkt in den letzten 20 Jahren stark zurückgegangen ist.[8]

Hinter den Zwängen der internationalen Handelsbeschränkungen, die den armen Ländern den Existenzkampf erschweren, stehen die Einflüsse multinationaler Firmen. In einer Studie, die erklärt, wie multinationale Firmen das Welthungerproblem geprägt haben, stellen die Autoren Richard Barnet und Ronald Müller fest: »Es ist ein besseres Geschäft, gefragte Exportartikel herzustellen, als für die einheimische Bevölkerung Mais, Weizen und Reis anzubauen.« Als Beispiel führen sie Kolumbien an, wo »ein Hektar, auf den Gartennelken angepflanzt werden, jährlich eine Million Pesos einbringt, Weizen oder Mais hingegen nur einen Gewinn von 12 500 Pesos abwirft. Infolgedessen muß Kolumbien wie die meisten armen lateinamerikanischen Länder die mageren Devisen für den Kauf von Nahrungsmittel benutzen.« Weiter heißt es in der Studie: »Die Politik der multinationalen Gesellschaften begünstigt vermehrte Produktion von Luxusartikeln wie Erdbeeren und Spargel. Aber das Geld kommt nicht der darbenden Mehrheit zugute, denn diejenigen, die sich früher vom einheimischen Gemüse und Obst ernährt haben, stehen jetzt vor Preisen, die sie nicht bezahlen können.«[9]

Trotz diesen Schwierigkeiten und Hindernissen versuchen einige arme Länder, ihre Produktion auf Lebensmittel für die eigene Bevölkerung umzustellen. Aus Westafrika liegen bereits Berichte über Änderungen vor. Sierra Leone, Exporteur von Kakao und Kaffee, will seine Reisproduktion erhöhen (die Vereinigten Staaten haben ihm dabei mit einer Anleihe von 5,6 Millionen Dollar geholfen[10]). Gambia, wo 90 Prozent der Exporteinnahmen von rohen Erdnüssen herrührten, ist bestrebt, seine Erdnüsse selbst zu verarbeiten und in der Landwirtschaft Umstellungen vorzunehmen.[11]

Aber woher sollen unter den gegebenen Zwängen die Devisen kommen, die diese Umstellung in großem Maßstab ermöglichen würden? In einigen Ländern hat man zu diesem Zweck eine Handelsartikelgruppe gebildet, die die

Zusammenarbeit für einen festen Preis für ihre Produkte aufrechterhalten will – einen Preis, der sich dem angleicht, den man für die Importware aus den reichen Ländern bezahlen muß. Nehmen wir zum Beispiel Kaffee. Im Jahr 1960 konnte El Salvador mit dem Erlös aus 165 Säcken seines Kaffees einen Traktor kaufen[12]. Anfangs der siebziger Jahre mußte El Salvador 316 Säcke Kaffee liefern, um einen Traktor kaufen zu können. Der ärgste Schlag kam, als die reichen Länder, allen voran die Vereinigten Staaten, eine Erhöhung des Kaffeepreises nicht zuließen, um die Verluste der Produzenten infolge der Dollarentwertung auszugleichen. Die Kaffeeländer gründeten daraufhin ihre eigene Organisation, um sicherzugehen, daß der Kaffeepreis den erhöhten Preisen entsprach, die für eingeführte Artikel gefordert wurden.[13]

Als wir von unseren kolonisierenden Vorfahren billige landwirtschaftliche und mineralische Erzeugnisse aus der armen Welt erbten, lebten wir in der Illusion, die grenzenlose Kapazität der Erde werde uns ebenso erhalten bleiben wie unsere Vergünstigungen, zum Beispiel in bezug auf Kaffee und Kakao. Wenn die arme Welt wirtschaftliche Kraft gewinnt, werden wir diese unangebrachte Illusion aufgeben müssen – zu jedermanns Bestem.

Ein landwirtschaftliches Weltsystem, das den richtigen Sinn für das Endliche der Erde spiegelt und der Begrenztheit Rechnung trägt, erfordert nichts weniger als einen vollständigen Umbau des ökonomischen Weltsystems. Nährwerte, nicht Profite, müssen das Ziel sein, wenn wir die begrenzten landwirtschaftlichen Quellen der Erde benutzen.

VII. Abbau des Bodens

Doch sehen wir von den Regeln des Wirtschaftsspieles einmal ab. Da sich die Vereinigten Staaten die Proteinvergeudung anscheinend »leisten können«, warum also nicht schwelgen? Warum nicht die maßlose Fleischproduktion und den Proteinimport fortsetzen, bis uns der Druck der eigenen Bevölkerung oder politische Veränderungen im Ausland zwingen, unsere Quellen klüger zu benutzen?

Diese Überlegung setzt allerdings voraus, daß unsere gegenwärtige Schwelgerei nur auf Kosten verschwendeten Proteins vor sich geht, das jederzeit ersetzt werden könnte. In Wirklichkeit aber hängt unsere Produktionskapazität von der Qualität des Bodens ab, die, einmal verschlechtert, nicht so ohne weiteres zu verbessern ist. Die starke Ausnützung laugt den Boden aus und führt zu immer minderwertigeren Erzeugnissen. Zum Beispiel enthielt der Kansas-Weizen im Jahr 1940 17 Prozent Protein. 1951, nur *elf* Jahre später, enthielt kein Kansas-Weizen über 14 Prozent Protein, größtenteils waren es bloß zwischen 11 und 12 Prozent.[1]

Abb. 3: Anteile von Pestizid-Rückständen in der Nahrung (USA)

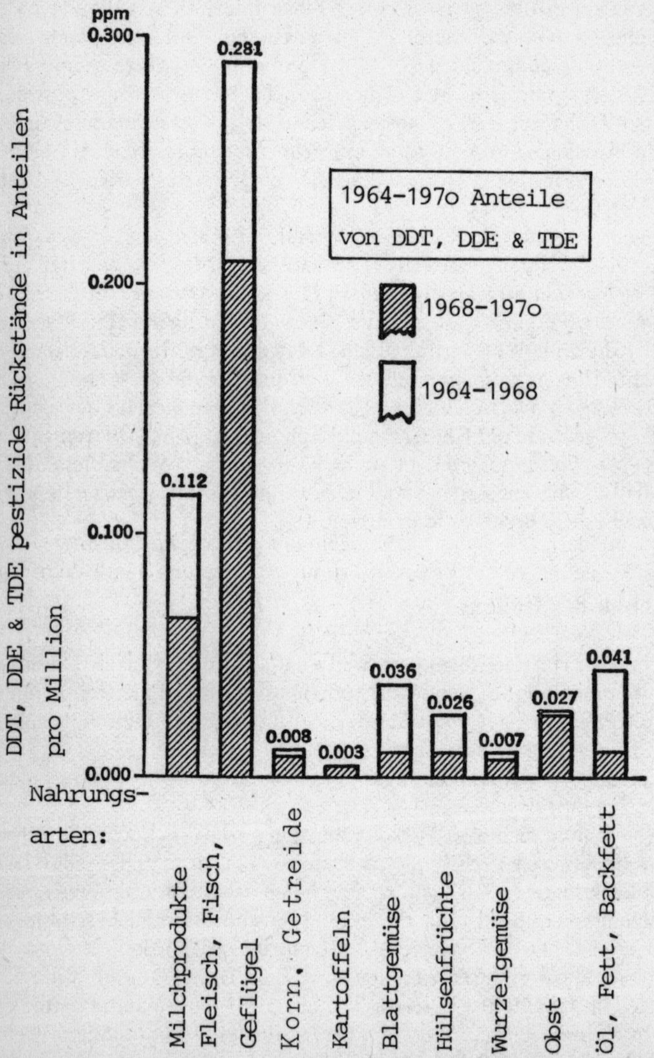

ppm

DDT, DDE & TDE pestizide Rückstände in Anteilen pro Million

1964-1970 Anteile von DDT, DDE & TDE

▨ 1968-1970
☐ 1964-1968

- Milchprodukte: 0.112
- Fleisch, Fisch, Geflügel: 0.281
- Korn, Getreide: 0.008
- Kartoffeln: 0.003
- Blattgemüse: 0.036
- Hülsenfrüchte: 0.026
- Wurzelgemüse: 0.007
- Obst: 0.027
- Öl, Fett, Backfett: 0.041

Nahrungsarten:

Anfangs der siebziger Jahre merkten die amerikanischen Bauern, daß sie die Grenze der Bodenergiebigkeit erreicht hatten und alles Düngen kaum mehr half. (Abgesehen vom Viehmist wurden stark stickstoffhaltige Düngemittel benutzt, die im Mittelwesten zu gefährlicher Grundwasserverseuchung führten.) Um der Nachfrage nach amerikanischem Getreide zu genügen, fing man von neuem damit an, Land urbar zu machen. In der *»New York Times«* stand in einem Artikel von *Boyce Rensberger* zu lesen, daß allein im Jahr 1974 nahezu neun Millionen Morgen unbebauten Landes umgepflügt wurden, darunter »riesige Gebiete halbsaurer Prärie-Erde im Westen und sumpfiges Land an der Südostküste«. Aber der Bodenerhaltungsdienst warnt, daß weniger als die Hälfte dieses neuerschlossenen Landes im Hinblick auf Bodenerosion kontrolliert wird. Laut Rensberger gingen 1974 60 Millionen Tonnen beste Erde wegen der mangelnden Kontrolle verloren. Nach Schätzung des Bodenerhaltungsdienstes beträgt der jährliche Verlust über fünf Tonnen je Morgen. Das heißt, daß jedes Jahr mindestens eine Milliarde Tonnen Erde ausgewaschen und weggetragen wird. Ein großer Teil des »verlorenen« Bodens wird als Sediment von den Flüssen weggeschwemmt.[2]

Müssen wir diese buchstäblich unwiederbringliche Einbuße an unseren wertvollsten natürlichen Quellen als unerläßliche Begleiterscheinung des Kampfes gegen den Hunger hinnehmen? Nein, es muß nicht sein, außer daß der halbe Ertrag der Anbaufläche als Futtermittel für Nutztiere verwendet wird. Der große Druck auf unserem Agrarland, der zu Überdüngung und Abkehr von gesunder Erhaltungstechnik führt, wird nicht von darbenden Menschen ausgeübt, sondern von dem übermäßigem Fleischkonsum, von einer Ernährungsweise, die in keinem Verhältnis zu unseren biologischen Bedürfnissen steht.

Ein Faktor, der erlaubt hat, die Grenzen der Produktionskapazität weiter zu ziehen, ist die Anwendung von Schädlingsbekämpfungsmitteln. Dabei wollen wir untersuchen, wie sie in unsere Nahrung gelangen und damit zum Hauptthema dieses Buches gehören.

VIII. Der Mensch am Ende der Nahrungskette

Heute weiß fast jeder, welchen Umweltschaden chlorierte Schädlingsbekämpfungsmittel, zum Beispiel DDT, angerichtet haben. Bei Raubvögeln wie Pelikanen und Falken können DDT und das ihm verwandte Dieldrin den Fortpflanzungsprozeß unterbinden; bei Fischen, die wie der Salm das Meer aufsuchen, wird durch DDT das Nervensystem geschädigt. Was weniger bekannt ist, aber für uns von noch größerer Bedeutung sein dürfte, das ist die Frage, warum gerade diese Arten in Mitleidenschaft gezogen werden. Diese Tiere sind, und das zählt zu den Hauptgründen, am Ende der langen Nah-

rungskette, in der sich die Schädlingsbekämpfungsmittel anhäufen, während ein Organismus vom anderen verzehrt wird. Chlorierte organische Substanzen wie DDT und Dieldrin werden im Tierfett gespeichert und sind schwer abzubauen. Wenn also ein großer Fisch einen kleineren frißt, und wenn Kühe Gras zu sich nehmen, lagern sich die darin enthaltenen Pestiziden bei ihnen ab. Wenn nun der Mensch der letzte Konsument in der Nahrungskette wird, nimmt er die stärkste Konzentration der Pestizid-Rückstände in sich auf.
Im Gegensatz zu anderen »Raubtieren« ist es dem Menschen anheimgestellt, was und wieviel er zu sich nehmen will. Es wurde bereits gesagt, daß man der Vergeudung entgegenwirkt, wenn man sich den »Pflanzenfressern« zugesellt. Ferner ist bei dieser Wahl in Betracht zu ziehen, daß Pflanzenfresser der Umweltverseuchung weniger ausgesetzt sind als Fleischfresser.
Die amerikanische Gesundheitsbehörde (Food and Drug Administration) ist im Hinblick auf die Ökologie darauf bedacht, daß Tiere und Tierprodukte, von denen die Menschen sich ernähren, möglichst vor Pestizid-Zufuhr bewahrt bleiben. Es gibt nur noch wenige Futtermittel, die gespritzt werden dürfen. Insbesondere ist es seit den sechziger Jahren verboten, Luzerne mit chlorierten Pestiziden wie DDT zu behandeln. Heißt das nun, daß die Besorgnis wegen der Konzentration am Ende der Nahrungskette unbegründet ist?
Marc Lappé, mein Mann, der sich als ehemaliger Experimentalpathologe für das Problem der Umweltverschmutzung besonders interessiert, hat die notwendigen Informationen zur Beantwortung dieser Frage gesammelt. Vor allem zog er eine neue wissenschaftliche Zeitschrift zu Rate, die sich ausschließlich mit der Überprüfung der Anwendung von Insektiziden befaßt: »*The Pesticides Monitoring Journal*«. Seit 1969 berichtet diese Zeitschrift über die Studien der Pestizid-Rückstände in den amerikanischen Lebensmitteln. Zwischen 1964 und 1968 bestanden die meisten Rückstände (ungefähr 85 Prozent) aus chlorierten Pestiziden wie DDT.*
In einem zusammenfassenden Bericht gelangten 1969 zwei Forscher zu dem folgenden Schluß: »Nahrungsmittel tierischen Ursprungs enthalten die meisten Pestizid-Rückstände.«[1] Spätere Berichte zeigen, daß sich dieser Trend bis in die siebziger Jahre fortgesetzt hat. Und das trotz der Tatsache, daß Nahrungsmittel wie Milchprodukte, Eier, Fleisch und Fisch während der Überprüfungszeit kaum, wenn überhaupt mit den Schädlingsbekämpfungsmitteln in direkte Berührung gekommen waren. Demnach ist erwiesen, daß die »Vorsichtsmaßnahmen«, die man zur Verhütung der Fleischverseuchung in den sechziger Jahren getroffen hat, in ökologischer Hinsicht wirkungslos

---

* DDT und seine Abspaltungsprodukte DDE und TDE machten Ende der sechziger Jahre über zwei Drittel der gesamten chlorierten Rückstände aus. Ihr Anteil wird zweifellos zurückgehen, da sie in den siebziger und achtziger Jahren durch organische phosphorhaltige Zusammensetzungen ersetzt werden sollen.

geblieben sind. Das wird weitergehen, solange Pestizid-Rückstände indirekten Umweltquellen entstammen.
Abb. 3 auf S. 34 zeigt in zusammengefaßter Form die Daten, auf die sich die Forscher gestützt haben. Die Säulen geben die Teile der Rückstände pro Million Nahrungsmittelteile an (ppm). Man beachte, daß Fleisch, Fisch und Geflügel zweieinhalbmal mehr chlorierte Pestizide enthielten als die an zweiter Stelle stehenden Milchprodukte, aber ungefähr dreizehnmal mehr als die übrigen Gruppen. In quantitativer Hinsicht nahm die Menge der chlorierten Rückstände zwischen 1964/68 und 1968/70 um 22 Prozent ab. Aber die Abnahme beim Fleisch (23 Prozent) war viel weniger ausgeprägt als beim Gemüse (33 bis 86 Prozent). Für die Praxis bedeutet das: Wer 1970 Fleisch, Fisch und Geflügel vom Speisezettel gestrichen und durch pflanzliche Proteinquellen ersetzt hätte, der hätte die Einverleibung von Pestiziden stark vermindern können.
Dem Verhältnis zu einer Million kommt auch Bedeutung zu, wenn wir die *Menge* in Betracht ziehen, die wir uns von jeder Nahrungsmittelgruppe zuführen. Bei der typischen Ernährung eines Sechzehn- bis Neunzehnjährigen machen Fleisch, Fisch und Geflügel nur etwa 10 Prozent der Nahrung aus (nach Gewicht berechnet). (Das ist eine ungewöhnlich niedrige Ziffer, weit unter der Schätzung, die das amerikanische Landwirtschaftsministerium für den durchschnittlichen Konsum des Erwachsenen angibt.) Aber trotz diesem geringen Konsum von Fleisch, Fisch und Geflügel sind darin 27 Prozent der Gesamtzufuhr von chlorierten Pestiziden enthalten, also mehr als das Dreifache ihres Verhältnisses zum Gewicht der Nahrung!
Zu beachten ist auch, daß die bei dieser Studie verwendeten Milchprodukte, die als Gruppe den zweithöchsten Gehalt an Pestizid-Verseuchung aufweisen, einen Durchschnitt von 8 bis 13 Prozent hatten. Da buchstäblich alle fraglichen Pestizid-Rückstände (chlorierte Kohlenwasserstoffe) in Fett vorkommen, kann man die Zufuhr einschränken, indem man auf Vollmilch verzichtet und auch nur Produkte (Käse, Joghurt usw.) aus Magermilch wählt.
Wie gesagt, pflanzliche Nahrung enthält weniger Pestizid-Rückstände als tierische. Die Erklärung für dieses Phänomen ist ökologischer Art: Tiere, die große Mengen an Pflanzennahrung zu sich nehmen, häufen biologisch stabile Moleküle wie Pestizide an. Aber eine Schlüsselfrage ist immer noch unbeantwortet: Sollte sich dieses Schema der Pestizid-Verseuchung nicht ändern, wenn Schädlingsbekämpfungsmittel wie DDT nicht mehr angewendet werden dürfen? Die Antwort ist für die nahe Zukunft wahrscheinlich ohne große Bedeutung. Man vergesse nicht, daß die beim Vieh jetzt vorkommenden Pestizid-Rückstände größtenteils das Ergebnis *indirekter* Verseuchung durch die Umwelt sind. Solange Insektizide bei anderen Landwirtschaftsprodukten verwendet werden oder anderswo allgemein in Gebrauch sind, scheinen sie den Weg ins Fett der höher entwickelten Organismen zu finden. Man schätzt

die Lebensspanne der bereits in der Umwelt vorkommenden chlorierten Gifte auf sieben bis vierzig Jahre. Neueste Berechnungen mit langen Nahrungsketten deuten darauf hin, daß die stärksten Konzentrationen der Pestizid-Rückstände, die vom *ursprünglichen* Gebrauch des DDT in den vierziger Jahren herstammen, die »höchsten« Fleischfresser (zum Beispiel Adler) noch immer nicht erreicht haben. Ja, die jetzt in unserem Ökosystem vorkommenden Pestizide werden wahrscheinlich nicht einmal in hundert bis zweihundert Jahren im Gleichgewicht sein, selbst wenn die Anwendung der Schädlingsbekämpfungsmittel augenblicklich aufhörte!

Der Leser wird sicher auch wissen wollen, ob die anderen potentiell gefährlichen Gifte, von denen man hört, bei vegetarischer Ernährung eine Rolle spielen oder nicht.* Die wenigen Studien über Quecksilber und Arsen zeigen an, daß diese Stoffe in ungefähr gleichem Ausmaß in tierischer und pflanzlicher Nahrung vorkommen. Getreide und Getreideprodukte unterstehen der Inspektion, weil die Saat manchmal mit Quecksilber behandelt wird, um Pilzbefall und andere Krankheiten zu verhüten. Eine Untersuchung, die im Dezember 1967 (in den USA) vorgenommen wurde, ergab jedoch, daß Fleisch, Fisch und Geflügel fast die gleiche Menge Quecksilber (0,036 ppm) enthielten wie Getreide und Getreideprodukte (0,034 ppm). Bemerkenswert ist, daß Milchprodukte und Hülsenfrüchte etwa ein Fünftel dieser Menge enthielten.

Man darf sich von der scheinbar geringen Quecksilberverseuchung bei Fischen nicht täuschen lassen, sondern man muß bedenken, daß die angegebene Menge nicht auf alle Arten zutrifft. Manche Arten sind mit Schwermetallen wie Quecksilber so stark verseucht, daß sie eine wirkliche Gefahr bilden. Fast alle starkverseuchten Fische, die man bis jetzt entdeckt hat, sind große Meeresfische am Ende einer langen Nahrungskette. In Gegenden, wo sowohl durch die Landwirtschaft als auch durch die Industrie Quecksilber in die Gewässer gelangt, sind sogar diese Fische verseucht.

In der Zeitschrift »Pesticides Monitoring Journal« wurde 1972 bekanntgegeben, daß Raubfische und Forelle, Barsch und Hecht sowie große Meeresfische wie der Gewöhnliche Thunfisch und der Schwertfisch je Kilo Körpergewicht 0,5 mg Quecksilber enthalten können.[4] Diese Konzentration, die 0,5 ppm entspricht, gilt in den Vereinigten Staaten als »Sicherheitsgrenze«. (Dabei wird allerdings in Rechnung gestellt, daß die Amerikaner wenig Fisch essen.) Da schon 70 g Quecksilber genügen, einen Menschen zu töten, und Quecksilber zu den chemischen Grundstoffen gehört, die sich im Körper anhäufen, hat man es hier wirklich mit einer Gefahr zu tun: Wer diese Fische in

---

* Zum Beispiel sollen Spuren von organisch phosphorhaltigen Zusammensetzungen in Blattgemüse und Fett gefunden worden sein.

gleicher Menge zu sich nimmt wie die Amerikaner Rindfleisch, kann in einem Jahr mit Leichtigkeit 10 bis 20 g Quecksilber ansammeln!
In dem erwähnten Artikel wird nicht erwähnt, daß die Toleranzgrenze für Quecksilber in den Vereinigten Staaten wegen der bekannten Giftigkeit des Stoffes bis 30. Dezember 1970 vom Nullpunkt ausging. Aber in Anbetracht der Tatsache, daß in der amerikanischen Landwirtschaft und Industrie jährlich über 400 Tonnen kostbaren Quecksilbers verbraucht werden, kamen Gesundheits- und Landwirtschaftsministerium überein, die Null-Toleranzgrenze am 31. Dezember 1970 fallenzulassen – ein solcher Maßstab wurde als »administrativ untunlich« erachtet.[5]
Doch kehren wir zu dem viel weiterverbreiteten Problem der chlorierten Pestizide zurück, deren potentielle Gefährlichkeit weniger klar ist. Voraussetzung dabei ist natürlich, daß man die Giftzufuhr einzuschränken wünscht. In dieser Hinsicht gehen die Meinungen auseinander. Zwar herrscht Einstimmigkeit darüber, daß buchstäblich alle Nahrungsmittel Pestizid-Rückstände enthalten, aber die Fachleute sind sich über die »Gesundheitsgefährdung« nicht einig. Deshalb fühlten sich die Autoren des Berichts im »Pesticides Monitoring Journal« verpflichtet, darauf hinzuweisen, daß wahrscheinlich keiner der Rückstände, die bei der Untersuchung gemessen wurden, eine Gesundheitsgefährdung bedeutete. In der Tat überstiegen weniger als ein Prozent der geprüften Fleisch-, Fisch- und Geflügelproben den damals staatlich festgesetzten Giftigkeitsstandard.
Dazu ist folgendes anzumerken: Dieser Giftigkeitsstandard wurde aufgrund kurzfristiger Giftigkeitsteste an Kleintieren festgesetzt. Sie besagen nichts über die mögliche *langfristige* Schädigung, die Pestizide bei Menschen bewirken können, zum Beispiel chronisches Leberleiden und Krebs. Es ist belegt, daß DDT (ebenso manch ein weniger gebräuchliches Schädlingsbekämpfungsmittel) bei Mäusen Leberkrebs hervorruft, wenn ihnen längere Zeit große Mengen zugeführt werden. Überdies haben sich die Ämter, die die sogenannten Sicherheits- und Toleranzgrenzen festsetzten, als notorisch unzuverlässig erwiesen. Die Toleranzgrenze für die phosphorsäurehaltigen, organischen Mittel Malathion und Parathion mußte hinaufgesetzt werden, als sich zeigte, daß im Staat Montana die Rückstände in der Milch zuzunehmen begannen. So wird die »Sicherheit« immer eine Sache der Gradbestimmung sein, die sich den vorherrschenden Verhältnissen anzupassen hat.

Zweck dieses Buches ist es nun, zu zeigen, wie man die Menge der Zufuhr an ökologisch konzentrierten Giftstoffen und Schwermetallen einschränken kann: indem man nämlich als letztes Glied der Nahrungskette einfach die Quantität der meisten, wenn nicht aller Pestizid-Rückstände in der Nahrung vermindert. Sollte die Umweltverseuchung, das heißt die Giftstoffübersättigung der Umwelt, die Gesundheit doch nicht gefährden, nun, dann schadet die Vorsichts-

maßnahme nicht. Zeigt es sich hingegen mit der Zeit, daß die angehäuften Pestizid-Rückstände der Gesundheit des Menschen abträglich sind – und das werden wir vielleicht erst in zehn bis zwanzig Jahren wissen –, dann wird man froh sein, daß man sich der Gefahr nicht ausgesetzt hat.

Ich habe mich über das Thema der Schädlingsbekämpfungsmittel nicht etwa geäußert, um den Leser anzuregen, aus Angst weniger Fleisch zu essen, sondern weil die rationelle Bodennutzung im Mittelpunkt aller meiner Ausführungen steht.

In den letzten zwanzig Jahren ist der Bodenertrag in den Vereinigten Staaten seit der Einführung der Schädlingsbekämpfungsmittel erheblich gestiegen. Zum Beispiel stieg der Maisertrag sprunghaft ums Dreifache.[6] Infolgedessen stand mehr Viehfutter zur Verfügung, was möglicherweise dem Zweck der Übung entsprach. Gegenwärtig wird die Hälfte des Bodenertrags den Nutztieren verfüttert, so daß der Fleischkonsum zunehmen kann. (In den letzten 35 Jahren hat sich der Konsum an Rind- und Kalbfleisch in den Vereinigten Staaten verdoppelt.)

Hier kommen wir nun zu den Pestiziden. Der erhöhte Bodenertrag ist fast ganz auf die Einführung hochgezüchteter Samen und neuer Düngemittel in den vierziger Jahren sowie – vielleicht noch stärker – auf die Anwendung chlorierter Insektizide, die Mitte der fünfziger Jahre in großem Stile eingesetzt wurden, zurückzuführen. Man muß sich fragen, ob sich die Kosten der dadurch entstandenen Umweltverseuchung gelohnt haben. Wie bei der Proteinvergeudung und dem Raubbau, der mit dem kultivierten Land getrieben wird, können die Pestizid-Rückstände in unserer Nahrung ebenfalls als der Preis angesehen werden, den wir für die gesteigerte Fleischproduktion bezahlen müssen.

Einschränkung der Schädlingsbekämpfung würde wahrscheinlich bedeuten, daß wir uns diesen ungeheuren Fleischkonsum nicht mehr leisten können, das heißt, daß weniger Fleisch gegessen werden müßte. Doch wie ich meinen Lesern gern klarmachen möchte, heißt gut essen nicht unbedingt Fleisch essen.

IX. Der große Fleischkonsum

Ich habe die Proteinvergeudung erwähnt, weil die Nutztierzucht damit verknüpft ist. Wie verhält es sich nun mit den Menschen? Früher dachte ich immer, ich gehörte nicht zu denen, die Nahrungsmittel verschwenden, da ich weder dick bin noch etwas auf dem Teller übriglasse. Damals wußte ich noch nichts vom Protein. Da der Körper keine Eiweißstoffe speichern kann, wird das Übermaß, das wir zu uns nehmen, entweder verbrannt oder ausgeschieden. Der Durchschnittsamerikaner führt sich heute doppelt soviel Proteine zu, wie der Körper verwerten kann, so daß große Mengen »vergeudet« werden.[1] Die unnötige Steigerung des Fleischkonsums in den letzten zehn Jahren ist also in bezug auf die Proteinverwertung als reine Verschwendung zu betrachten.[2]

Vor 1950 war der Fleischkonsum in den USA ziemlich stabil; er betrug je Person jährlich rund 60 Pfund. Aber parallel zum erhöhten landwirtschaftlichen Ertrag verdoppelte sich der Fleischkonsum nach 1950, obwohl die frühere Menge unseren Bedürfnissen durchaus genügt hätte. Beim gegenwärtigen Rindfleischkonsum von ungefähr 122 Pfund verzehrt der Amerikaner im Durchschnitt jährlich 250 Pfund* Fleisch insgesamt (Geflügel inbegriffen)[3].

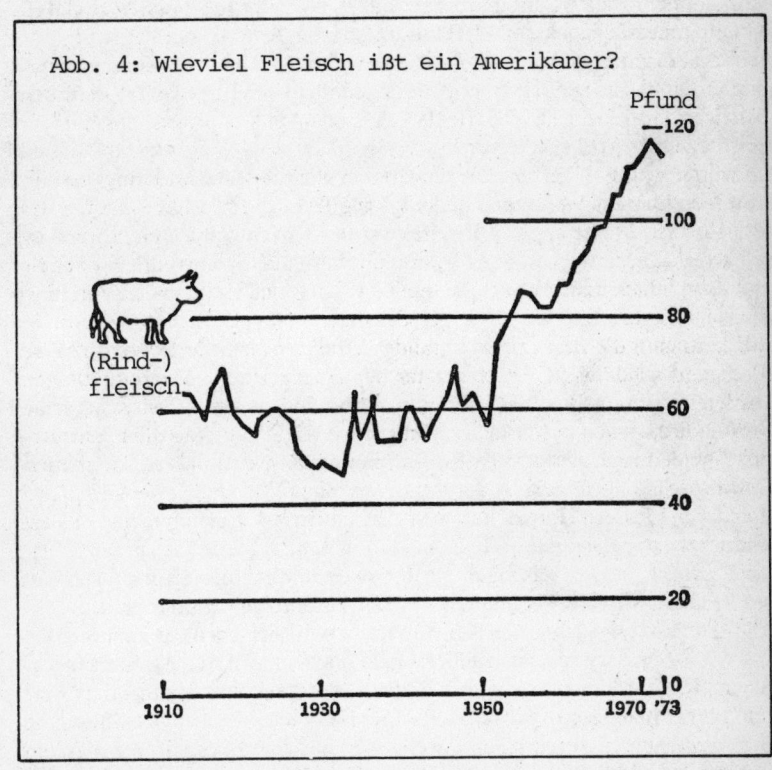

Abb. 4: Wieviel Fleisch ißt ein Amerikaner?

* Ein amerikanisches Pfund beträgt 453 Gramm, was also bedeuten würde, daß in den USA pro Jahr und pro Kopf 113,25 Kilogramm Fleisch gegessen wird. In der Bundesrepublik soll der Durchschnitt 84,8 Kilogramm betragen. (FAZ, 9.11.1977.)

Die Amerikaner führen sich so viel überflüssiges Protein zu, daß wir unseren Nutztierbestand um ein Viertel vermindern und trotzdem täglich ein halbes Pfund Fleisch essen könnten[4] – genug, um den ganzen Proteinbedarf allein mit Fleisch zu decken, ganz abgesehen von den Eiweißstoffen, die wir uns mit Milch, Eiern, Getreide, Hülsenfrüchten, Nüssen und Gemüse zuführen. Ja, alle diese anderen Nahrungsmittel liefern uns so viele Proteine, daß wir Fleisch, Fisch und Geflügel vollständig ausschalten könnten und der Körper dennoch 58 g davon erhalten würde, nämlich den Tagesbedarf der meisten Menschen.[5]

In früherer Zeit haben »Kohlenhydrate« wie Reis und Kartoffeln in fast allen Kulturen als hauptsächliche Nahrung gedient, wobei Fleischprotein nur eine Nebenrolle gespielt hat; heute aber ist das Verhältnis umgekehrt. Fleisch ist der Hauptgang des Essens geworden; alle übrigen Nahrungsmittel sind Beigaben. Vom Beefsteak am Werktag träumt der Amerikaner.

Beefsteakessen ist in Amerika ein Statussymbol, und manche Menschen verbinden damit zudem den Begriff der Männlichkeit. Eine Umfrage in den sechziger Jahren ergab, daß Beefsteak nach Auto und Fernsehgerät der meistbegehrte Artikel war.[6]

Ich wurde schon oft gefragt, ob ich wirklich glaubte, eine Änderung herbeiführen zu können, wenn man bedenkt, wie fest der Fleischkonsum bei uns verankert ist. Meine eigenen Zweifel waren so groß, daß ich mein Buch im Selbstverlag herausgeben wollte, ohne es überhaupt einem Verleger zu zeigen. Zum Glück irrte ich mich, und seit 1971 hat sich vieles in den Vereinigten Staaten geändert.

Die Bewegung »*Zurück zur natürlichen Ernährung*« förderte das Interesse an den Möglichkeiten des vegetarischen Speisezettels; Herzkrankheiten wurden mit übermäßiger Fettzufuhr in Verbindung gebracht; wirtschaftliche Umstände zwangen uns, weniger kostspielige Proteinquellen zu suchen. Am einschneidendsten wirkte sich die Erkenntnis aus, daß unsere Produktion und unsere Ernährungsweise der Verschwendung Vorschub leisten, während in anderen Ländern Hunger herrscht. Aber solange Vergeudung nur im Verhältnis zu unbefriedigten Bedürfnissen gesehen wird und unser Wirtschaftssystem auf »Nachfrage« beruht (womit Zahlungsfähigkeit gemeint ist), so lange wird die Vergeudung von den zuständigen Ämtern und Gesellschaften nicht zugegeben werden. Vielleicht wird sich auch das ändern. Mag unser Wirtschaftssystem auch außerstande sein, von den Bedürfnissen auszugehen, dem einzelnen ist es doch möglich. Allerdings muß er aufgeklärt werden. Bringt man es noch übers Herz, eine Fleischmahlzeit zu verzehren, die fünf Menschen ernähren könnte, wenn man auf dem Bildschirm soeben ein hungerndes Kind gesehen hat?

Doch die grundlegende Frage bleibt: Können wir uns mit weniger Fleisch und mehr pflanzlicher Kost genügend Eiweißstoffe zuführen? (Da vegetarische

Nahrung schon jetzt 70 Prozent der Proteinzufuhr auf der ganzen Welt ausmacht, ist dies eine lebenswichtige Frage.) Der II. und III. Teil dieses Buches geben Antwort auf diese Frage. Doch bevor wir damit beginnen, wollen wir *die Bedeutung der veränderten Ernährungsweise* tiefer ergründen.

X. Fleischlos – schuldlos?

Vor drei Jahren erschien im »New York Times Magazine« ein Artikel über eine Familie, die nach den Richtlinien meines Buches zu vegetarischer Ernährung übergegangen war. Der Titel lautete: »Fleischlos – schuldlos.« Wenn es doch nur so einfach wäre!
Eine Änderung unserer Eßgewohnheiten kann nur der erste Schritt zur rationellen Nutzung der landwirtschaftlichen Welterzeugnisse sein. Sogar dieser erste Schritt birgt die Gefahr des Mißbrauchs, wenn wir nicht die Verantwortung für die praktischen Auswirkungen der Umstellung der Diät übernehmen.
Als die Lebensmittelpreise in den letzten Jahren steil anstiegen, wurde ich von Bekannten gefragt: »Freuen Sie sich nicht, daß die finanziellen Verhältnisse die Leute zwingen, aus Ihrem Buch zu lernen, wie sie ihre Familie ernähren können?« Offen gesagt, nein, ich freue mich nicht. Der negative Druck durch die Teuerung ist eine unmoralische Methode, die Menschen zu einer anderen Ernährungsweise zu bringen, auch wenn diese Änderung in eine rationale Richtung führt. Die Armen werden weiterhin die eigentliche Belastung durch die Teuerung tragen, und die großen Firmen werden weiterhin die Nutznießer sein. Wenn ich zeige, wie man sich den höheren Lebensmittelpreisen anpassen kann, nehme ich denjenigen, die daran schuld sind, unabsichtlich die Verantwortung ab. Zum Beispiel würden die fünf großen Firmen, die den amerikanischen Getreide-Export zu 90 Prozent beherrschen[1], zweifellos die Gelegenheit benutzen, den Export an andere reiche Länder zu erhöhen, auf Kosten unserer Fähigkeit, den Darbenden Nahrungsmittel zu liefern, und auf Kosten der eigenen Landsleute, die noch höhere Preise bezahlen müßten. Das wäre das letzte, was ich erreichen möchte.
Andererseits könnte man fragen, was selbst dann gewonnen wäre, wenn die Amerikaner aus den hier angegebenen *positiven* Gründen, ihren Konsum an Nutztierprodukten so stark einschränkten, daß der Bodenverschwendung für Tierzucht Einhalt geboten würde. Dadurch *könnte* die Hälfte des Agrarlandes[2] für Erzeugung von Nahrungsmitteln genutzt werden, die den Menschen direkt zugute kommen. Was aber würde mit dem Überfluß geschehen? Wessen Interessen wäre damit tatsächlich gedient? Dem Bedürfnis nach annehmbaren Preisen? Dem Bedürfnis der Darbenden sowohl nach internatio-

nal niedrigen Preisen als auch nach zusätzlicher Ernährungshilfe? Würde das landwirtschaftliche Anpassungsprogramm den Bauern in den USA Gewähr bieten, daß sie mit der Ernährung der Menschen mindestens ebensoviel verdienen wie mit der Ernährung der Nutztiere? Würde die Regierung zur einstigen Politik der Entschädigung für brachliegendes Land zurückkehren oder eine *neue* Politik verfolgen, die zum erstenmal garantiert, daß das Einkommen der Bauern größer sein wird als die steigenden Betriebskosten? Oder würde die Regierung den plötzlichen Überschuß dazu benutzen, unsere Ausfuhr von Getreidefutter nach Europa, Japan oder dem Nahen Osten zu erhöhen, so daß dort der Fleischkonsum gesteigert werden kann? Würden wir diese Nahrungsmittelschwemme dazu benutzen, eine Politik der Lebensmittelhilfe fortzusetzen, die hauptsächlich auf Sicherheitsinteressen beruht anstatt auf einem Bedürfnis?

Wenn wir die Verantwortung für unsere Ernährungsweise übernehmen sollen – und damit meine ich die Wirkung auf die Welternährung –, dann müssen wir auch die Verantwortung für diese politischen Fragen übernehmen, das heißt für ihre Lösung.

Wie es nicht möglich ist, dem Welthungerproblem zu begegnen, ohne die Proteinvergeudung im Einzelfall zu bremsen, so ist es auch nicht möglich, diesen ersten persönlichen Schritt zu tun, ohne den umfassenderen Fragen der nationalen Politik zu begegnen, die letztlich darüber entscheiden, ob unsere individuelle Handlungsweise mehr als eine Geste der gerechten Sache ist.

Darum müssen wir damit beginnen, unser Land zu den folgenden Maßnahmen in bezug auf Ernährung, Landwirtschaft und Entwicklungshilfe zu bewegen:

1. Staatliche Unterstützung jener Bauern, die ihren Betrieb von Viehfutter auf Lebensmittel für Menschen umstellen.

Das wäre an sich nichts Neues, nur der Zweck wäre neu. Seit 1933 kann in Nordamerika der Staat bestimmen, *wieviel* und *was* angepflanzt werden soll.[3] Wie man gesehen hat, bestand das Problem früher darin, den belastenden Überfluß loszuwerden. Heute leben wir in einer kleineren, hungernden Welt, und deshalb müssen die Politiker ihren Standpunkt ändern.

In einer Welt, wo die meisten Menschen Hunger leiden, sollte es undenkbar sein, menschliche Nahrungsmittel an Tiere zu verfüttern. Eine Nation, die über ein Viertel ihrer Getreideproduktion exportieren[4] und den größten Teil des Bodenertrags an Nutztiere verfüttern kann[5], sollte auch imstande sein, eine Nahrungsmittelpolitik zu entwickeln, die der eigenen Bevölkerung die wichtigsten Lebensmittel – Getreide und Hülsenfrüchte – zu niedrigen Preisen sichert.

2. Wirtschaftlicher Ansporn für Verarbeiter und Verbraucher, der den direkten Konsum pflanzlicher Nahrungsmittel fördert und durch eine breite Erziehungskampagne über die vielen Vorteile der vegetarischen Ernährung verstärkt wird.

Offensichtlich geht es nicht nur um die Frage der Umstellung von Viehfutter auf Lebensmittel für Menschen, sondern auch um die Bodennutzung, von der auch die Nachfrage abhängt.
Mein Mann hörte einmal im *New Yorker Washington Square Park* zwei neugebackene Väter über die Ernährung ihrer Kinder sprechen. Als der eine voller Stolz erklärte, sein Töchterchen gedeihe prächtig bei einer Mischung von Sojabohnenmilch, gemahlenem Sesamsamen und Bierhefe, sagte der andere: »*Was ist das für ein Zeug? Dünger?*« Seltsame Welt, in der des einen Nährmittel des anderen Dünger ist! Doch der Geschmack ist nicht angeboren. Ja, die Geschmacksrichtung ändert sich fortwährend, hauptsächlich durch den Einfluß der Werbung. In den letzten fünfzig Jahren waren diese Veränderungen in den Vereinigten Staaten zum Schlechten: weniger frisches Obst und Gemüse, mehr Zucker und Fleisch. Wir brauchen nicht zu fragen, ob tiefgreifende Veränderungen möglich sind oder nicht. Das hat sich schon tausendmal durch die hundert Millionen Dollar erwiesen, die Nahrungsmittelfabrikanten für Reklame ausgegeben haben. Wir müssen nur fragen, *wie* sich die Sozialpolitik zu einer *positiven* Änderung anregen läßt.
Ist das überhaupt möglich?, wird man wohl immer noch zweifeln.
In Norwegen ist bereits ein System wirtschaftlicher Förderung entwickelt worden, das zu vermehrtem Konsum pflanzlicher Nahrung und zu Einschränkung des Fleischkonsums anregt. Die Gründe sind mannigfaltig; nicht zuletzt ist es die Tatsache, daß der heutige 40jährige Norweger weniger Aussicht hat, 70 Jahre alt zu werden, als der 40jährige zur Zeit der Jahrhundertwende. Die norwegischen Gesundheitsexperten erklären das mit dem stark vermehrten Fleischgenuß.[6] Ein ganzes Land ist also im Begriff, seine Eßgewohnheiten zu ändern.

3. Förderung der Forschung zur Verbesserung des Viehfutters und zur Entwicklung der anscheinend einfachen Technik, Abfallprodukte als Futter für Nutztiere zu verwenden, verbunden mit wirtschaftlichem Ansporn für Tierzüchter, die solche Produkte verwenden.

Es ist keineswegs notwendig, daß Nutztiere in bezug auf Ernährung mit Menschen wetteifern, wenn sie doch von Stoffen leben können, die für uns ungenießbar sind, und sie zudem in hochqualifiziertes Protein umwandeln. Nutztiere, die heute zur Umweltverseuchung beitragen, können tatsächlich als Abfallverbraucher dienen.

4. Kontrolle der Getreide-Exporte, so daß die Vereinigten Staaten ihren Teil an der Verantwortung für die Unterstützung der Darbenden tragen können, während sie gleichzeitig zum Wiederaufbau der ausgebeuteten Nahrungsquellen beitragen.

Im Jahr 1974 exportierten die Vereinigten Staaten über 60 Millionen Tonnen Getreide, weitaus mehr als alle anderen Nationen der Welt, während die Nahrungsmittelhilfe auf 3,3 Millionen Tonnen sank[7], das heißt auf ein Sechstel des Standards vor zehn Jahren.[8] Bei der Welternährungskonferenz in Rom 1974 schätzte man, daß lediglich 7 bis 11 Millionen Tonnen Getreide das Hungerloch in Asien und Afrika stopfen würden. Doch die amerikanischen Behörden lehnten es ab, die Hilfe zu erhöhen.
Aus einem Protokoll des Landwirtschaftsministeriums, datiert einen Monat nach der Konferenz, geht hervor, daß allein Nordamerika genügend Getreidevorräte gehabt hätte, den ganzen Mangel zu beheben. Der Hauptgrund für die verminderte Hilfe bestand nach einem Bericht in den »New York Times« »in der verminderten Nutzung des Weidelandes in den Vereinigten Staaten«.
Man stelle sich vor: 7 Millionen Tonnen Getreide betragen nur ungefähr 10 Prozent der gesamten Getreide-Ausfuhr! Hätten wir es uns nicht leisten können, dieses bißchen zum Wohle derjenigen Menschen herzugeben, die von den Veränderungen in der Weltwirtschaft und von Naturkatastrophen am ärgsten betroffen worden waren? Man muß wissen, daß der Betrag, den wir 1974 für Ernährungshilfe ausgaben, nicht einmal die Hälfte dessen ausmachte, was wir in jenem Jahr infolge der höheren Preise für die Lieferungen einnahmen. Fünf Monate nach der Welternährungskonferenz verkündete Präsident Ford, die US-Ernährungshilfe werde um 2 Millionen Tonnen erhöht werden, die einen Wert von 1,6 Milliarden Dollar hätten – was sich nach sehr viel Geld *anhört*. Tatsache ist jedoch, daß die USA jetzt durch *Lebensmittelverkäufe* an arme Länder 5 Milliarden mehr verdienen als vor zwei Jahren.[9]
Wirft diese Tatsache nicht ein Licht auf die Verzerrung des Bildes der USA? Lange haben wir uns als den »Brotkorb« der Welt betrachtet, aber mit Fug und Recht wurden die Vereinigten Staaten kürzlich im Fernsehen mit einem »Supermarkt« der Welt verglichen. Viele Amerikaner (auch ich früher) haben eine falsche Vorstellung von unserer Ernährungshilfe. Unser Lebensmittelhandel war, wenigstens zu einem großen Teil, eine bedeutende Quelle unseres Reichtums und hatte mit einem Opfer nichts zu tun. Wir exportieren augenblicklich genügend Lebensmittel, die für ein Viertel der Menschheit täglich eine kräftige Mahlzeit abgeben würden.[10] Aber diese Nahrungsmittel gehen überwiegend an jene, die sie bezahlen können, und jene, die für die nationale Sicherheit der USA eine Rolle spielen. Im Jahr 1971 exportierten die USA dreimal mehr Nahrungsmittel nach Europa als nach Asien und Afrika

zusammen.[11] In einem bestürzenden Mißverhältnis haben diese landwirtschaftlichen Produkte dazu gedient, Nutztiere in Europa und Japan zu mästen, nicht dazu, hungrige Menschen zu speisen.
Vielleicht liegt es an unseren eigenen wirtschaftlichen Problemen, daß viele von uns der Meinung sind, die Vereinigten Staaten hätten in der Vergangenheit mehr als genug zur Linderung der Not getan; jetzt sei es an den anderen reichen Nationen, einzuspringen, und an den armen Ländern, selbständig zu werden. Aber haben wir wirklich »mehr als genug« getan? Das würde voraussetzen, daß das Getreide im Wert von 24 Milliarden Dollar, das wir 1954 unter der Devise »Nahrung für Frieden« dem Ausland geliefert haben, unsererseits wirklich ein Opfer war. Obwohl die Bewegung zu dieser Politik für viele humanitärer Art war, wurde die Handlung für uns zu einem Geschäft. Auf diese Weise wurden wir nämlich den Überschuß los, für den es keinen gewinnbringenden Markt gab; es war ein billigeres Verfahren als die Entschädigung an Landwirte für brachliegenden Boden. *Außerdem wurde ein großer Teil davon bezahlt!* Diese »Hilfe« war keineswegs ein Geschenk, sondern es handelte sich großenteils um Verkäufe mit erleichterten Zahlungsbedingungen.[12] In einem agronomischen Lehrbuch werden diese Getreidelieferungen als »Überschußverwertung« bezeichnet; in der Tat!
Beweis für diesen Mangel an humanitärer Absicht ist die harte Tatsache, daß unsere Ernährungshilfe nachgelassen hat, seit es keinen Überschuß mehr gibt. Die Hilfe, die wir heute leisten, dient kaum mehr der Notlinderung. Die Verkäufe mit den erleichterten Zahlungsbedingungen gingen im vorigen Jahr (1974) zu 70 Prozent an ein paar Länder, wo die USA »Sicherheitsinteressen« haben. Um nur ein Beispiel zu nennen: 1974 lieferten die Nordamerikaner viermal mehr Lebensmittel an Kambodscha und Südvietnam als an die Hungergebiete von Bangladesh und Afrika.[13]
Weil das Hilfebedürfnis in den letzten Jahren so sehr kritisiert worden ist, scheinen die Amerikaner anzunehmen, daß in der armen Welt ganze Länder vom Nahrungsmittelimport leben, und es wird viel davon geredet, die arme Welt müßte selbständiger sein. Dabei werdem oft zwei Tatsachen übersehen. Erstens ist die arme Welt insofern schon viel selbständiger geworden, als die Nahrungsmitteleinfuhr nur noch 7 Prozent des einheimischen Getreidekonsums ausmacht.[14] Die größten Importeure sind die reichen Nationen. Japan und Europa importierten 20 Prozent mehr Getreide als sämtliche unterentwickelten Länder zusammen.[15] Zum Beispiel importierte Großbritannien Ende der sechziger Jahre pro Kopf der Bevölkerung fast fünfzehnmal mehr Getreide als Indien.[16]*

---

* Ende 1974 wurde ein Gesetz verabschiedet, nach dem 30 Prozent der nicht humanitären oder politischen Ernährungshilfe dem Programm »Nahrung für Frieden« vorbehalten bleibt. Die Auslegung dieses Gesetzes ist allerdings immer noch umstritten.

In der realen Welt hat Selbständigkeit offenbar nichts mit dem Ausmaß der Nahrungsmitteleinfuhr zu tun. Selbständigkeit ist nur durch Zahlungsfähigkeit bedingt. Und das führt uns zu dem Hauptthema dieses Buches zurück: dem unsinnigen Schema, den größten Teil unserer Agrarprodukte an Nutztiere zu verfüttern. Augenblicklich bevorzugen die Bauern Viehzucht, weil sie den Getreidekonsum steigert und die Preise hochhält. Aber hängen wir in einer Welt, wo die Mehrzahl der Menschen Hunger leidet, wirklich von der Tierzucht ab, um Nachfrage zu schaffen? Was ist denn mit den Menschen? Nach internationalem Maßstab besteht doch das Problem darin, daß diejenigen Menschen, die der Nachfrage nach Getreide Vorschub leisten *könnten*, dazu nicht imstande sind, weil sie kein Geld für den Ankauf haben. Die Kaufkräftigen bezahlen für Rindfleisch fast jedweden Preis. (Man bedenke nur, daß japanische Firmen 1973 ein Pfund Rindfleisch für 14 Dollar verkauften!) Infolgedessen bleibt die Fleischproduktion ungemein lukrativ, und es wird so weitergehen, solange Fleischesser die Vegetarier überbieten können.

Soll dieses Hindernis überwunden und von den Nahrungsquellen der Erde vernünftiger Gebrauch gemacht werden, so müssen die Landwirte nicht nur dazu gebracht werden, den Bodenertrag für den direkten Konsum des Menschen zu verwerten, sondern es muß auch ein wirklicher Beitrag zur echten, gründlichen Entwicklung der armen Welt geleistet werden. Nur eine solche Entwicklung gewährleistet wirkliche Unabhängigkeit: die Fähigkeit aller Bedürftigen, ihre Nahrung zu bezahlen.

Darum lautet mein fünfter und letzter Vorschlag für eine Änderung der Ernährungspolitik:

5. *Die Erkenntnis, daß das Welternährungsproblem großenteils nur das Weltreichtumsproblem spiegelt und darum alle unsere finanziellen, handelsmäßigen und militärischen Beziehungen zu der armen Welt umgemodelt werden müssen, drängt sich auf, damit die zunehmende falsche Verteilung der Erdengüter zurückgeschraubt wird. Das würde eine ähnliche Entwicklungshilfe sein wie die Unterstützung, die die USA nach dem Zweiten Weltkrieg Europa für den Wiederaufbau zukommen ließen.*

Ende der vierziger Jahre sahen die USA deutlich, daß das Schicksal ihrer Unabhängigkeit vom wirtschaftlichen Schicksal Europas abhing. Wir wußten, daß eine gesunde europäische Wirtschaft unserem eigenen Besten dienen würde. Aber wir haben nicht erkannt, daß diese Wechselwirkung jetzt zwischen uns und der armen Welt besteht. In den sechziger Jahren vermehrte sich der Weltreichtum um eine Billion Dollar; doch 80 Prozent dieser Zunahme kamen denjenigen zugute, die schon reich waren, und nur 5 Prozent gingen an die armen Länder. Eine derartige unglaubliche Ungleichheit muß für uns alle schädlich sein.[17]

Im Jahr 1949 beliefen sich unsere Zuschüsse und langfristigen Kredite im Rahmen des Marshall-Planes zum Wiederaufbau Europas auf 13 Milliarden Dollar; das waren 2,78 Prozent unserer Brutto-Einnahmen.[18] Heute steuern wir nur ein Zehntel davon bei.[19] Dabei sind die Bedürfnisse der armen Welt größer denn je zuvor. Die höheren Preise für Importwaren (wovon 5 Milliarden an uns gingen), für Öl und Düngemittel machten es den bedürftigen Ländern 1974 ganz unmöglich, aus der Hilfe seitens der industrialisierten Länder irgendwelchen Gewinn zu ziehen.[20]
Hinsichtlich der Entwicklungshilfe hegen viele Amerikaner die gleiche irrige Ansicht wie in bezug auf Ernährungshilfe: daß wir mehr als genug getan hätten und daß es nun an der Zeit sei, die Last abzuwälzen.
Aber während der ganzen sechziger Jahre gaben die Vereinigten Staaten niemals mehr als 1 Prozent ihrer Brutto-Einnahmen her. Heute haben wir, weit davon entfernt, ein Weltbeispiel der Großzügigkeit zu sein, ein Beispiel für raschen Hilfsentzug geliefert. Im Verhältnis zu den Brutto-Einnahmen stehen die Vereinigten Staaten als Hilfespender unter 17 industrialisierten Ländern heute an elfter Stelle. Unsere Hilfe betrug sehr bald nur noch ¼ Prozent unserer Brutto-Einnahmen, und 1974 sank sie auf 0,24 Prozent.[21] Dieser geringe Beitrag kann sich kaum als Verlust fühlbar machen.
Wie könnte er sich überhaupt als Verlust fühlbar machen, wenn doch 80 bis 90 Prozent in Form von eingekauften amerikanischen Waren und bezahlten Diensten zurückfließen? Außerdem beliefen sich die Rückzahlungen von Anleihen in den beiden letzten Jahren auf rund 800 Millionen Dollar oder ungefähr 20 Prozent der jährlichen Entwicklungshilfe, die die meisten von uns für ein Geschenk hielten. Unsere Entwicklungshilfe soll sich auf unsere Zahlungsbilanz höchst *positiv* ausgewirkt haben![22]
Wenn man sieht, wie die Armut rundum auf der Erde zunimmt, muß man annehmen, daß unsere Entwicklungshilfe nichts genützt hat. Wozu also weitermachen? Aber ich würde sagen, daß unsere Entwicklungshilfe nicht etwa versagt hat, sondern sie ist einfach nie erprobt worden! *Nie hat man versucht, das Leben der Menschen in den armen Ländern durch Aufklärung in allen Schichten der Bevölkerung, auch in den untersten, und durch Entwicklungshilfe auf landwirtschaftlichem Gebiet sinnvoll zu verändern.*
Die Nationalökonomin Barbara Ward weist darauf hin, daß wir es unterlassen haben, unsere eigene Entwicklung als mögliches Beispiel zu betrachten. Ihrer Ansicht nach beruht die Frühentwicklung in buchstäblich allen neu-industrialisierten Staaten auf der Ausbreitung der Landwirtschaft und dem Trend, die ökonomische Aktivität von einzelnen großen Zentren wegzuverlegen.[23] Angebliche Entwicklungsplaner beginnen das zu beachten – aber es fehlt am Willen. Das Budget, das vom Amt für Internationale Entwicklung (AID) in den USA für das Ernährungsprogramm aufgestellt worden ist, beträgt ungefähr 10 Prozent des Betrages, den wir für den Unterhalt unserer

militärischen Stützpunkte im Ausland ausgesetzt haben.[24] Die Weltbank, die 1944 mit dem Ziel gegründet wurde, Wiederaufbau und Entwicklung zu fördern, berichtete kürzlich, daß weniger als 20 Prozent ihrer Kredite für ländliche Entwicklungsprojekte verwendet würden.[25] Liberale Senatoren des amerikanischen Kongresses zogen gegen die Auslandshilfe zu Felde, weil sie nicht den Menschen zugute käme, sondern für militärische und politische Zwecke benutzt würde, außerdem für Projekte, die der inneren sozialen Ungleichheit Vorschub leisteten. Aber man würde das Kind mit dem Bade ausschütten, wenn man das ausländische Hilfsprogramm aus diesen Gründen einfach einstellte. Die Stellungnahme der Senatoren verrät unselige Ohnmacht seitens der Kongreßführer; man hat das Gefühl, daß sie außerstande sind, die Verwendung unserer Hilfe zu ändern.*

Im Jahr 1973 gaben die Vereinigten Staaten 9,5 Milliarden Dollar für militärische Unterstützung und Polizeitraining aus; 25 der 64 Länder, denen diese Hilfe zugute kam, wurden vom Militär regiert oder duldeten keine Opposition gegen die Regierung.[26] Die meisten Amerikaner wären entsetzt, wenn sie wüßten, daß sie gerade das Regime unterstützen, das die zur wirklichen Entwicklung notwendigen sozialen Änderungen unterdrückt. Würde die Hälfte des Betrags, der der militärischen Unterstützung dient, unserer augenblicklichen Hilfeleistung von rund 4 Milliarden Dollar hinzugefügt, so würde sich die Gesamtsumme immer noch auf nur $1/2$ Prozent unserer Brutto-Einnahmen belaufen. Diesen Standard haben andere entwickelte Länder, darunter Frankreich, Belgien, Holland und Australien, bereits erreicht. Es wäre wenigstens ein Anfang.

Man könnte nun fragen: Wäre diese erhöhte Hilfeleistung aber nicht nur ein unbedeutender Tropfen im Armutseimer? Nein, das wäre nicht der Fall, wenn das Geld die richtige Verwendung fände. Man könnte für den Preis eines Kampfflugzeuges etliche Pflüge kaufen, viele Brunnen graben, Vorratslager und Straßen bauen oder sogar ein Forschungslaboratorium errichten! In seinem Buch »Im Interesse der Menschen« (»In the Human Interest«) berichtet Lester R. Brown, daß fünf Jahre lang 1,6 Milliarden Dollar genügen würden, dem Analphabetentum in der ganzen armen Welt ein Ende zu machen (nach Schätzung der UNESCO), und mit zwei Milliarden für ein Jahr könnte man überall die fehlenden Dienste für Mütterfürsorge und Familienplanung einrichten.[27] Die Kosten für notwendige Landbewässerung schätzt man auf 3,5 Milliarden für 11 Jahre. Diese Zahlen sind nicht endgültig, aber sie vermitteln ein Bild: Sie zeigen, daß die fraglichen Summen die Möglichkeiten der Weltwirtschaft nicht überschreiten.

Wenn aber liberale Kongreßführer in den USA vor Entsetzen über die fal-

---

* Die neuerliche Tendenz des amerikanischen Kongresses, die »politische« Ernährungshilfe auf 30 Prozent der gesamten Zuwendung zu beschränken, bildet eine ermutigende Ausnahme.

sche Verwendung der Hilfe die Hände über dem Kopf zusammenschlagen und die konservativen Kongreßmänner infolge ihrer falschen Vorstellung von der Belastung unserer Wirtschaft die Hilfe tadeln, wo ist dann die Führung, die zum ersten Schritt auf dem Wege der Vernunft und Einsicht verhelfen wird? Denn was ich auch in bezug auf die negativen Gefühle vieler Amerikaner gegenüber der Auslandshilfe gesagt haben mag, die Wahrheit ist, daß zwei Drittel des amerikanischen Volkes sie trotz allem weiterhin unterstützen.[29]

Nach der Schätzung von Fachleuten haben die finanziellen Wirren in den ersten siebziger Jahren (erhöhter Ölpreis, Teuerung, Rezession, Dollarentwertung) den Entwicklungsfortschritt in den armen Ländern um mindestens zehn Jahre zurückgeworfen. Die offizielle Stellungnahme der Vereinigten Staaten bestand sowohl bei der Weltbevölkerungskonferenz als auch bei der Welternährungskonferenz 1974 darin, einerseits die Verbindung zwischen Handel und finanziellen Verhältnissen und andererseits zwischen rascher Bevölkerungszunahme und Nahrungsmittelproduktion herunterzuspielen. Sie sind aber miteinander verquickt, sie stehen in Wechselwirkung und sie sind zu erkennen und zu verstehen.

Wie können die armen Nationen gedeihen, wenn ihre Einkünfte hauptsächlich vom Export herrühren, ihr Anteil am Welthandel aber in den beiden letzten Jahrzehnten um 30 Prozent gesunken ist[30], und wenn die reichen Nationen die Einfuhr verarbeiteter Produkte (die den höchsten Gewinn einbringen) begrenzen?[31] Wie kann man von den armen Nationen erwarten, einem Geldsystem gewachsen zu sein, bei dem der Wert ihrer Reserven infolge der sinkenden Valuta, über die sie keine Macht haben, über Nacht zusammenschrumpft?[32]

Wenn von Washington keine vernünftige Führung zu erwarten ist, müssen wir selbst die Zügel in die Hand nehmen, jeder einzelne. Wir müssen erreichen, daß die Entscheidungen über Entwicklungshilfe, militärische Unterstützung, Handels- und Geldpolitik nicht von einer Handvoll »Autoritäten« hinter verschlossener Tür gefällt werden. Die Öffentlichkeit muß über ihre Bedeutung aufgeklärt werden – sie dürfen ihr nicht unverständlich oder gar uninteressant erscheinen –, denn es geht dabei um *Leben und Tod*, um den Wendepunkt der Geschichte dieses Jahrhunderts. Wollen wir es dulden, oder wollen wir es nicht dulden, daß die meisten Menschen auf unserer Erde in unvorstellbarer Armut leben?

Ich möchte an dieser Stelle den Washingtoner Journalisten *Colman McCarthy* zitieren, der die »bestrickende Einfachheit« des Gedankens, daß Verzicht auf Fleischgenuß den Welthunger beheben würde, in Frage stellt und in der »*Washington Post*« folgendes geschrieben hat: »Es ist eine Schande für die Politiker in Washington, daß keiner, der an der Macht ist – weder in Gerald Fords Weißem Haus noch im Landwirtschaftsministerium –, das amerikani-

sche Volk genügend hoch einschätzt, um eine Struktur zu schaffen, die vom einzelnen Opfer verlangt und auf diese Weise Änderungen bewirkt.«³³*
Die Vorstellung »fleischlos – schuldlos« ist tatsächlich ein verführerisch einfacher Ausweg. Aber ich befasse mich nicht mit »Schuld«; das Wort ist nicht zutreffend. Ich bin nicht schuld an dem ungerechten, schädlichen Wirtschaftssystem, das seit vielen Jahrhunderten besteht, das auf einem Kolonialismus beruht, der bewirkt hat, daß der beste Boden in der heutigen armen Welt der reichen Welt wohlfeile Exportware liefern muß. Ich kann nichts für die Sünden meiner Väter. Ich bin nicht schuld an der Vergangenheit.
Aber ich bin für die Zukunft verantwortlich, für die Richtung, die die Menschheit jetzt einschlägt. Ich trage die Verantwortung für die Politik meiner Regierung, die die Welternährung und die Weltverteilung der Reichtümer beeinflußt.
Eine andere Ernährung ist keine *Lösung*. Änderung der Ernährungsweise bedeutet die Möglichkeit, mehr von der *wirklichen* Welt zu erfahren, anstatt in einer illusorischen Welt zu leben, die unser jetziges Wirtschaftssystem geschaffen hat, wo Nahrungsquellen aktiv vermindert und Lebensmittel wie irgendeine andere gewinnbringende Ware behandelt werden, wo das Leben selbst dem Profit dient. Änderung der Ernährungsweise besagt einfach: Ich habe die Wahl. Dies ist der erste Schritt. Denn wie können wir die Verantwortung für die Zukunft übernehmen, wenn wir nicht eine Wahl treffen, die uns persönlich von dem zerstörerischen Weg wegführt, den unsere Vorfahren für uns gebahnt haben?

---

* Nur in einem Punkt stimme ich mit McCarthy nicht überein: Viele der Veränderungen, die wir als einzelne erreichen können, werden keineswegs mit Opfern erwirkt, wie man aus den folgenden Kapiteln ersehen wird.

Zweiter Teil   Sachliche Betrachtung
der Protein-Theorie

Angesichts der Verschwendung, die um der Fleischproduktion willen mit den Nahrungsquellen getrieben wird, könnte man meinen, daß Fleisch – und zwar Fleisch in großer Menge – für das Wohlergehen des Menschen unerläßlich sei und Eigenschaften haben müsse, die anderen Nahrungsquellen abgehen. Dem ist nicht so, wie ich in diesem Kapitel beweisen werde, zu Nutzen und Frommen all jener, die aus irgendwelchen Gründen, ökologischen, ethischen, finanziellen oder medizinischen, vegetarische Kost vorziehen und lieber von pflanzlichem Protein als von fleischlichem abhängen möchten.

I. Protein-Mythologie

Über die Frage, wieviel Protein der menschliche Körper braucht und wie der Bedarf zu decken ist, herrschen viele irrige Ansichten. Darum soll hier klargemacht werden, was Tatsache und was Märchen ist. Wer über die Protein-Mythologie grundlegend Bescheid weiß, kann den zweiten Teil dieses Buches überspringen und gleich zum dritten und vierten Teil übergehen, aus dem man erfährt, wie man sich mit vegetarischer Kost genügend Eiweißstoffe zuführen kann. Als erstes seien hier die Märchen den Tatsachen gegenübergestellt. Dabei handelt es sich um acht Fragen. Verweise auf die Quellen sind im nachfolgenden Text angegeben. Die »Protein-Mythologie« wurde im Februar 1975 in »*Harper's Magazine*« veröffentlicht.

Märchen	*Tatsachen*
1. Fleisch enthält mehr Protein als jedes andere Nahrungsmittel.	1. Fleisch enthält rund 25 Prozent Protein und steht auf der Skala der Proteinquantität zusammen mit Nüssen, Käse, dicken Bohnen und Fisch etwa in der Mitte.
2. Nur wenn man viel Fleisch ißt, führt man sich genügend Eiweißstoffe zu.	2. Die meisten Menschen führen sich fast doppelt soviel Protein zu, wie der Körper verwerten kann. Wenn man Fleisch und Fisch vollständig wegläßt, kann man sich die ratsame Tagesmenge von 53 bis 58 g Protein mit allen übrigen Nahrungsmitteln, die zu einer gesunden Kost gehören, zuführen.

Märchen	*Tatsachen*
3. Nur durch Fleisch erhält der Körper bestimmte lebenswichtige Vitamine und Spurenelemente.	3. Mit Ausnahme von Vitamin B_{12} werden dem Körper bei vegetarischer Kost die häufigst genannten Vitamine und Spurenelemente in reichlichem Maße zugeführt. Im übrigen liefert nicht nur Fleisch Vitamin B_{12}. Es findet sich auch in allen Milchprodukten.
4. Fleisch hat die beste Proteinqualität.	4. Das Wort »Qualität« ist nicht zutreffend. Gemeint ist die Verwertbarkeit, das heißt: Wieviel von dem zugeführten Protein wird vom Körper wirklich verwertet? Die Verwertbarkeit von Hühnerei und Milchprodukten ist größer als die des Fleisches. (s. Abb. 8)
5. Da es dem pflanzlichen Protein an bestimmten Aminosäuren fehlt, wird es vom Fleischprotein übertroffen.	5. Alle pflanzlichen Nahrungsmittel, die als Proteinquellen in Frage kommen, enthalten *alle* acht essentiellen Aminosäuren. Allerdings können manche Aminosäuren so mangelhaft vertreten sein, daß die Verwertbarkeit geringer ist als bei Fleisch. (s. Abb. 8) Diese Mängel lassen sich jedoch ausgleichen, wenn die Mahlzeit so zusammengestellt wird, daß ein anderes Nahrungsmittel, bei dem die fehlende Aminosäure stark vertreten ist, dem Mangel beim anderen abhilft. Wenn das geschieht, ist die Verwertbarkeit sogar noch größer als beim Fleischprotein. Man spricht dann von einer »Protein-Ergänzung«.
6. Vegetarische Kost ist langweilig.	6. Man braucht nur zu vergleichen! Es gibt im Grunde nur fünf verschiedene Fleischsorten, hingegen 40 bis 50 verschiedene Gemüse, vielerlei Hülsenfrüchte und Nüsse sowie 20 verschiedene Obstsorten. Gerade die vegetarische Kost bietet Vielfalt an Geschmack, Konsistenz und Farbe.
7. Pflanzliche Nahrung enthält viele Kohlenhydrate und macht viel eher dick als Fleisch.	7. Tatsächlich enthalten im allgemeinen pflanzliche Nahrungsmittel Kohlenhydrate, aber im Gegensatz zum Fleisch kein Fett. Darum haben pflanzliche Nahrungsmittel (zum Beispiel Brot) ungefähr gleich viele Kalorien wie Fleisch oder sogar weniger. Viele Früchte haben nur $1/3$, gekochte Bohnen $1/2$ und viele grüne Gemüse nur $1/8$ der Kalorienmenge des Fleisches.
8. Unsere Fleischkost ist viel nahrhafter als das, was in den armen Ländern gegessen wird.	8. In Wirklichkeit besteht der starke Gegensatz zwischen unserer Kost und der des Durchschnittsinders nicht in unserem größeren Proteinkonsum, sondern in unserem Zucker- und Fettkonsum. Wir nehmen nur 50 Prozent mehr Protein zu uns, aber achtmal mehr Fett und viermal mehr Zucker. Weit davon entfernt, durch vermehrte pflanzliche Nahrung untergraben zu werden, würde unsere Ernährungsweise dadurch nur verbessert werden!

II. Warum ist Protein überhaupt notwendig?

Wieso kann der Mensch nicht von einer Kost leben, die nur Kohlenhydrate und Fette enthält? Zwar liefern Kohlenhydrate, Fette und Eiweißstoffe, Kohlenstoff, Wasserstoff und Sauerstoff, doch Stickstoff, Schwefel und Phosphor enthalten *nur* Proteine – lauter Stoffe, die lebenswichtig sind. Wir selbst bestehen zu 18 bis 20 Prozent aus Proteinen! Wie Zellulose das strukturelle Gerüst eines Baumes ist, so ist Protein das Gerüst der lebenden Geschöpfe. Haut, Haare, Nägel, Sehnen, Muskeln und sogar das organische Knochengerüst bestehen größtenteils aus Faserproteinen. Demnach ist Protein für das Wachstum der Kinder notwendig. Aber auch Erwachsene brauchen es zur Erneuerung der fortwährend abgenutzten Gewebe und zum Nachwachsen der Haare und Nägel.

Außerdem hängt der Körper für die zahlreichen Reaktionen, die man unter der Bezeichnung Stoffwechsel (Metabolismus) zusammenfaßt, von der Proteinzufuhr ab. Manche Eiweißkörper, die die metabolischen Prozesse regeln, nennen wir »Hormone«, andere, die wichtige metabolische Reaktionen auslösen und so als Katalysatoren dienen, »Enzyme«. Auch Hämoglobin, das wichtige sauerstofftragende Molekül im Blut, ist aus Protein aufgebaut.

Protein ist nicht nur für die grundlegenden chemischen Reaktionen des Lebens notwendig, sondern auch zur Gesunderhaltung der Umwelt, damit sich diese Reaktionen vollziehen können. Das Eiweiß des Blutplasmas verhindert allzu große Anhäufung von Basen oder Säuren. Auf diese Weise verhilft es dem Körper zur Aufrechterhaltung seiner »Neutralität«, die für den normalen Zellenmetabolismus wichtig ist. Außerdem ist das Protein im Blutplasma an der Regulierung des Wassergleichgewichts im Körper beteiligt, das heißt an der Verteilung der Flüssigkeit auf beiden Seiten der Plasmahaut. (Der aufgeschwollene Bauch bei hungernden Kindern rührt von Proteinmangel her. Bei diesem Hungerödem sammelt sich das Wasser in den Zwischenräumen der Zellen an.)

Von großer Bedeutung ist die Proteinzufuhr ferner für die Bildung von Antikörpern, die als Träger des Infektionsschutzes gelten und sowohl Bakterien als auch Viren bekämpfen.

Protein brauchen wir nicht nur für alle diese lebenswichtigen Körperprozesse, sondern auch als täglichen Nachschub. Im Gegensatz zu den anderen erforderlichen Nährstoffen, deren Reserven von ein paar Tagen bis zu sieben Jahren ausreichen können, erschöpft sich der Vorrat an Aminosäuren, aus denen die Eiweißkörper aufgebaut sind, in ein paar Stunden.

Wir brauchen also unbedingt Protein, doch die Frage ist: Wieviel und welche Art? Da die Antwort auf die Frage »Wieviel?« teilweise von der Art abhängt, sollen zuerst die Kriterien erläutert werden, nach denen zwischen den verschiedenen diätetischen Eiweißstoffen zu unterscheiden ist.

III. Verwertbarkeit ist entscheidend

Wenn alle Eiweißstoffe gleich wären, gäbe es die Streitfrage nicht, welche Proteinquellen vorzuziehen sind – dann wäre nur die Quantität von Bedeutung. Aber Proteine und Proteine sind nicht dasselbe. Die Proteine, die der menschliche Körper braucht, bestehen aus 22 Aminosäuren in verschiedener Zusammensetzung. Acht davon vermag der menschliche Körper nicht herzustellen, sie müssen ihm von außen zugeführt werden. Diese acht, die als unentbehrliche oder essentielle Aminosäuren bezeichnet werden, sind Tryptophan (TRY), Leucin (LEU), Isoleucin (ISL), Valin (Val), Lysin (Lys), Threonin (THR), die schwefelhaltigen Aminosäuren Cystein und Methionyn (SC) und die aromatischen Aminosäuren Phenylalanin und Tyrosin (AROM) (siehe Abbildung 5, S. 59).
Alle essentiellen Aminosäuren sind lebensnotwendig, das heißt, sie müssen *gleichzeitig* vorhanden sein, wenn der menschliche Körper die Protein-Synthese ausführen soll. Wenn eine einzige fehlt, auch nur vorübergehend, fällt die Protein-Synthese auf einen sehr niedrigen Grad oder hört ganz auf. Um die Dinge noch mehr zu komplizieren: Wir brauchen die essentiellen Aminosäuren in unterschiedlichen Mengen. Im Grunde kann der Körper *nur eine* Anordnung nutzen. Das heißt, jede essentielle Aminosäure muß in einem *bestimmten Verhältnis* vorhanden sein. Die meisten Nahrungsproteine enthalten alle Aminosäuren, aber manche leider nur in unverhältnismäßig geringer Menge, so daß die Nutzbarmachung verhindert wird.* Man nennt sie »begrenzende Aminosäuren«.
Fassen wir die drei wichtigen Protein-Faktoren zusammen:
– Acht von den 22 natürlichen Aminosäuren kann der menschliche Körper nicht selbst bilden; sie müssen mit der Nahrung fertig aufgenommen werden, sie sind insofern lebensnotwendig.
– Alle acht müssen gleichzeitig vorhanden sein.
– Alle acht müssen im richtigen Verhältnis vorhanden sein.

Was bedeutet das für den Körper? Sehr viel. Wenn man ein Protein aufnimmt – das genügend Tryptophan, Leucin usw. enthält, um der verwertbaren Anordnung hundertprozentig zu entsprechen –, sind aber zum Beispiel nur 50 Prozent des erforderlichen Lysins vorhanden, dann kann man ebensogut nur die Hälte *aller* essentiellen Aminosäuren aufnehmen. Denn es wird nur die Hälfte des Proteins verwertet; alles übrige ist vergeudet. Die »Sammelstelle«

---

* Nach neuerer Forschung nimmt man an, daß der Aminosäurenmangel weniger ins Gewicht fällt, als man früher gedacht hat, weil der Mechanismus der Verdauung die mangelhafte Zusammenstellung der Nahrungsmittel ins erforderliche Gleichgewicht bringt. (E. S. Nansen: »Amino Acid Homeostasis in the Gut Lumen and Its Nutritional Significance.« World Review of Nutrition and Dietetics, 1972. Bd. 14, S. 134/53.

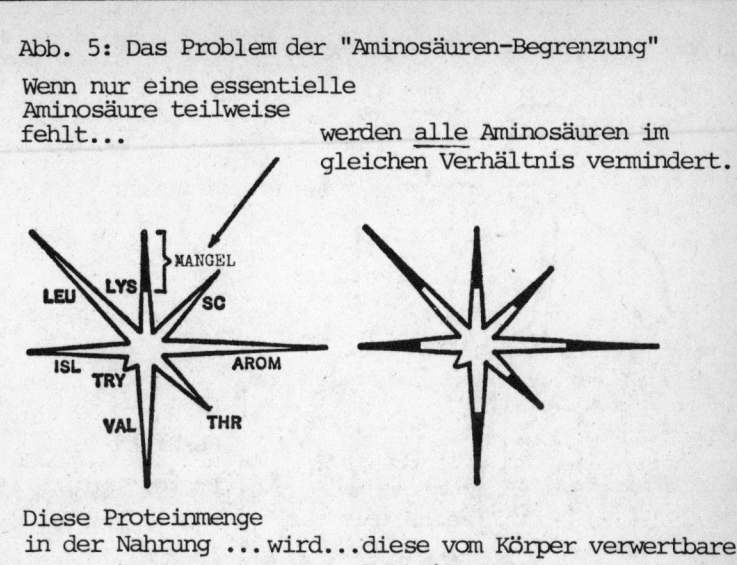

Abb. 5: Das Problem der "Aminosäuren-Begrenzung"

Wenn nur eine essentielle Aminosäure teilweise fehlt... werden alle Aminosäuren im gleichen Verhältnis vermindert.

Diese Proteinmenge in der Nahrung ...wird...diese vom Körper verwertbare Proteinmenge.

in der Zelle verwertet die essentiellen Aminosäuren nach Maß der »begrenzenden Aminosäure«; den Rest verbrennt der Körper wie Kohlenhydrate.[1] Abb. 5 veranschaulicht diesen Vorgang.

Man spricht in diesem Zusammenhang vom »*biologischen Wert*« eines Nahrungsmittels. Auf einen Nenner gebracht, heißt das: Der biologische Wert bezeichnet das Verhältnis zwischen der Proteinmenge, die vom Körper verwertet wird, und derjenigen, die der Verdauungstrakt absorbiert. Es kommt auf den biologischen Wert, auf die »Netto-Benutzung« des Proteins an, denn entscheidend ist die Frage, wieviel der Körper verwertet.[2] (siehe Abb. 6) Es ist außerordentlich wichtig, daß der biologische Wert der Nahrungsmittel den Bedürfnissen des Körpers entspricht. Da das Protein eines Hühnereis – genauer gesagt, das Vorkommen der essentiellen Aminosäuren – diesen Bedürfnissen auf fast ideale Weise entspricht, benutzt man das Hühnerei als Gradmesser für die Anordnung der Aminosäuren in anderen Nahrungsmitteln. Abb. 7 zeigt beispielsweise, daß die Aminosäuren im Käse dem Modell sehr nahekommen, wohingegen die Zusammensetzung in der Erdnuß kaum biologischen Wert hat. Der Unterschied ist groß, etwa 70 zu 40.

Nach der Erklärung der wichtigen Verschiedenheiten der Nahrungsproteine können wir uns der zweiten Kardinalfrage zuwenden.

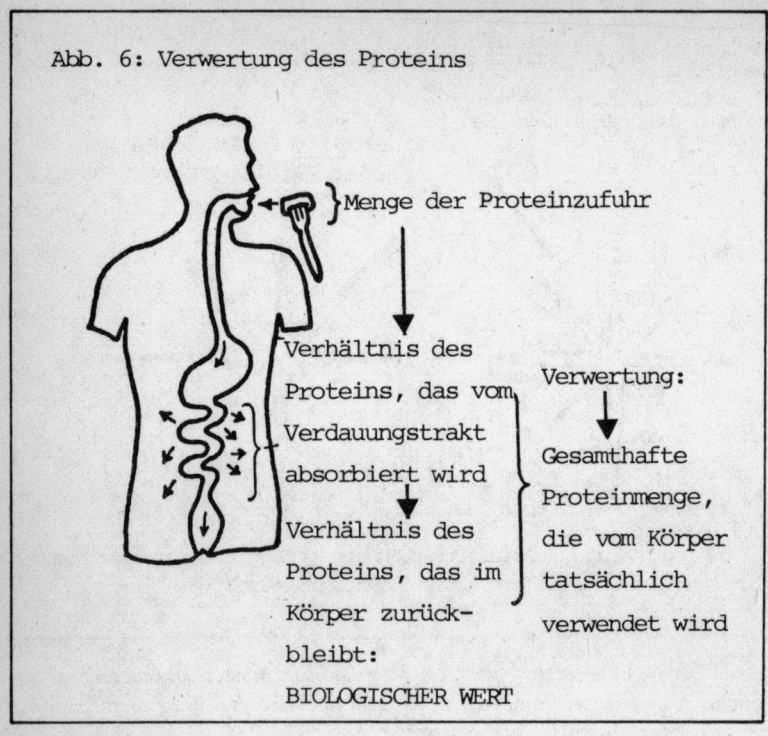

Abb. 6: Verwertung des Proteins

IV. Wieviel Protein braucht der Mensch?

Einige Amerikaner und Westeuropäer, die in dem Glauben erzogen worden waren, der Mensch könne sich gar nicht genug Proteine einverleiben, gelangten als junge Erwachsene Ende der sechziger Jahre zu der Überzeugung, sie brauchten nicht einmal das Mindestmaß der täglichen Proteinzufuhr. Die Gefahr eines derartigen Meinungsumschwungs wurde 1970 durch einen Artikel im »*Berkeley Tribe*« illustriert:

»In Berkeley sind mehrere Fälle von Kwaschiorkor (einer schweren Proteinmangelkrankheit, die bei den Eingeborenen von Nordafrika grassiert [*sic!*]), festgestellt worden. Schuld daran sind laut einem unveröffentlichten Bericht der Universitätsklinik von Kalifornien Fasten, fleischlose und besonders makrobiotische Ernährung. Diese Ernährungsweisen führen oft zu Proteinmangelkrankheiten. Weitere Folgen sind Wundinfektionen und verminderte Heilfähigkeit.«

Als ich diesen Artikel las, arbeitete ich gerade an dem vorliegenden Buch. Er

Abb. 7: Aminosäure-Struktur des Hühnerei-Proteins
(gerade Linien) im Vergleich zu:

Erdnüsse (gestrichelte Linien)

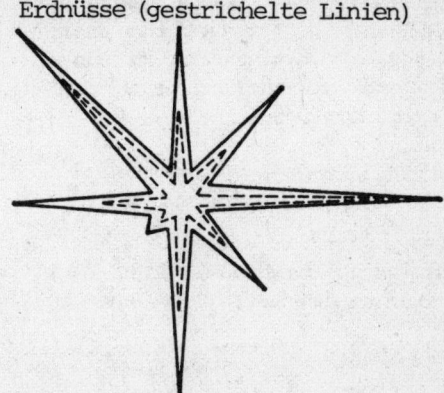

Käse (gestrichelte Linien)

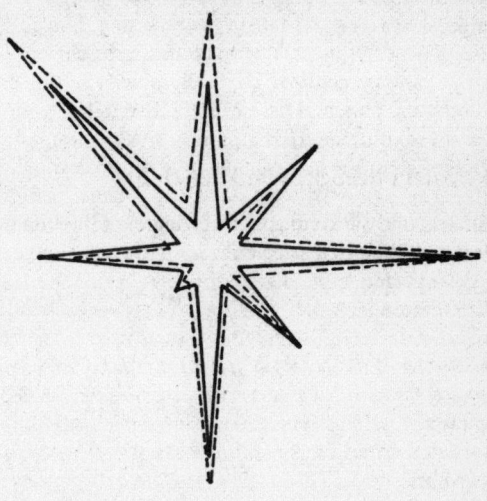

spornte mich an, nachdrücklich darauf hinzuweisen, wie wichtig es ist, sich über die Tatsachen der Proteinernährung genauestens zu unterrichten, bevor man mit einer neuen Diät experimentiert.

Bisher wurde über die beiden Extreme gesprochen: Überkonsum von Eiweißstoffen und Proteinmangel. Wieviel Protein braucht der Mensch nun wirklich? Die Meinungen der Fachleute gehen da ein wenig auseinander, so daß sich keine endgültige, doch immerhin eine befriedigende Antwort geben läßt. Um die richtige Bestimmung für eine ganze Bevölkerung zu treffen, sind drei Dinge in Betracht zu ziehen:

1. Mindestbedürfnis,
2. Berücksichtigung individueller Unterschiede,
3. Anpassung an Proteinqualität.

Zum Glück beschränkt sich die Meinungsverschiedenheit der Fachleute auf den ersten Punkt, nämlich das Mindestbedürfnis. Auch in diesem Fall sind die Unterschiede so gering, daß man zu einer Durchschnittsbestimmung gelangen kann.

1. Mindestbedarf

Da *Stickstoff* ein kennzeichnender und verhältnismäßig konstanter Bestandteil des Proteins ist, wird er als Maßstab genommen. Um zu bestimmen, wieviel Protein der Körper braucht, setzen die Experimentatoren die Versuchsperson zuerst auf eine proteinlose Diät. Dann wird gemessen, wieviel Stickstoff in Urin und Stuhl abgeht. Diese Menge wird mit den geringen Verlusten durch Haut, Schweiß und innere Körperstruktur zusammengezählt, bei Kindern außerdem mit dem Verlust, den das Wachstum bedingt. *Die Summe dieser Stickstoffverluste ist die Menge, die durch Proteinzufuhr ersetzt werden muß.* Darum bildet sie die Grundlage für den Proteinbedarf des Körpers.

Da die Ernährungswissenschaftler mit dieser Berechnung zu verschiedenen Ergebnissen gelangt sind, gibt es bisher noch kein allgemein anerkanntes Minimum, nachdem man sich richten könnte. Deswegen wählte ich 1971 den Durchschnittswert dreier größerer Expertengruppen als Leitschnur: *Food and Nutrition Board of the (U.S.) National Academy of Sciences*[1], *Canadian Board of Nutriton*[2] und *Food and Agriculture Organization of the U.N.*[3], die als führend gelten. Nach den Befunden dieser drei größten amerikanischen und internationalen Forschungsinstitute beträgt der errechnete Durchschnitt eine tägliche Mindestzufuhr von 47 g je Kilo Körpergewicht. Zu meiner Freude erfuhr ich kürzlich (1975), daß das Erfordernis vom Food and Nutrition Board 1974 auf 0,47 g je Kilo oder 0,213 g je Pfund Körpergewicht herabgesetzt wurde[4], also genau auf das Verhältnis, das ich schon 1971 angegeben habe.

2. Berücksichtigung der individuellen Unterschiede und der Streßwirkung

Zu berücksichtigen sind auch die individuellen Unterschiede und die Stickstoffverluste durch besondere Beanspruchung im Alltagsleben wie kleinere Infektionen, Trauma, Schmerzen, Angstgefühle und Schlafmanko. Nach Ansicht der meisten Fachleute berücksichtigt ein 30prozentiger Zuschlag diese Faktoren bei 98 Prozent der Bevölkerung. Fügt man diese 30 Prozent dem Mindestbedürfnis hinzu, so ergibt das eine tägliche Zufuhr von 0,277, aufgerundet auf 0,28 g je Pfund Körpergewicht. Man vergesse nicht, 0,28 g gilt für den gesunden Erwachsenen, aber nicht für Schwangere, stillende Mütter, Kinder und Jugendliche.

Die tägliche Zufuhr von 0,28 g Protein je Pfund Körpergewicht genügt zwar dem gesunden Erwachsenen, der den »gewöhnlichen Anstrengungen des Alltagslebens ausgesetzt ist«, aber mit Recht betont *Dr. Nevin Scrimshaw*, ein führender Ernährungswissenschaftler am Institut für Technologie in Massachusetts (MIT), daß dem größeren Proteinbedürfnis derjenigen Menschen Rechnung getragen werden muß, die unter bestimmten Umständen besonderen körperlichen Anstrengungen unterstehen.[5] Die folgenden Streßbedingungen hat die Weltgesundheitsorganisation in einem Bericht aufgezählt:[6]

1. Hitze: Der nichtakklimatisierte Mensch kann durch Transpiration zusätzlich Stickstoff verlieren.
2. Schwerarbeit: Schwerarbeiter und Sportler, die vermehrte Muskelkraft einsetzen müssen, brauchen mehr Protein, allerdings nicht viel mehr (Studien haben ergeben, daß ein Zusatz von 25 Prozent genügt).
3. Unzureichende Energie-Aufnahme: Die Proteinzufuhr genügt nur, wenn das Energiebedürfnis befriedigt wird. Ist die Energie-Aufnahme unzureichend, so wird das diätetische Protein für Energie benutzt, anstatt dem Proteinbedürfnis zu entsprechen.
4. Infektionen: Infektionen, namentlich akute, beanspruchen Stickstoff, da er vom Körper im Urin ausgeschieden und beispielsweise bei Durchfall vom Verdauungstrakt nicht genügend absorbiert wird. Diese Verluste müssen während der Genesung durch zusätzliche Proteinzufuhr ersetzt werden.

3. Anpassung an die Proteinqualität

Schließlich ist die *Art* des zugeführten Proteins zu bedenken. Von ihr hängt ja die Verwertung ab. In Anbetracht der Verluste, die bei geringer Verwertbarkeit entstehen, ist es klar, daß man in diesem Fall quantitativ mehr essen muß als bei Zufuhr von hochqualitativem Protein, um den Erfordernissen der Tagesmenge zu genügen.

Die hier angegebene erforderliche Tagesmenge bezieht sich nur auf hochqualitatives Protein, das vom Körper *vollständig* verwertet wird. Da die Gesamtmenge des zugeführten Proteins vom Körper *nie* ganz verwertet wird, standen die Ernährungswissenschaftler vor der Aufgabe, verschiedenartige Völkergruppen zu berücksichtigen, deren Proteinverwertung von ihren gastronomischen Gepflogenheiten, das heißt von der Nationalküche abhängt. Die Proteinzufuhr muß also entsprechend erhöht werden, wenn der Tatsache, daß nicht alle zugeführten Proteine vom Körper verwertet werden, Rechnung getragen werden soll. Die Formel, die das berücksichtigt, ist ganz einfach:

Tägliche Zufuhr von 0,28 g hochqualitativem, vollständig verwertetem Protein je Pfund Körpergewicht $\times$ $\dfrac{100}{\text{Kennzeichnende Proteinverwertung der Nationalkost}}$ = ... g Protein. Tagesmenge, die der betreffenden Bevölkerung (pro Person) je Pfund Körpergewicht zugeführt werden sollte.

Mit dieser Formel läßt sich leicht bestimmen, welche Proteinmenge in den verschiedenen Ländern erforderlich ist, da die Qualität berücksichtigt wird. Ein Beispiel: 75 ist der Durchschnittswert für die Proteinqualität einer Ernährung, die hauptsächlich aus tierischen Eiweißstoffen (Fleisch, Eier, Milch) besteht. In diesem Fall sieht die Formel so aus: 0,28 g x 100/75 = 0,37 g. Die erforderliche Tagesmenge würde also 0,37 g Protein je Pfund Körpergewicht betragen. Da die Amerikanerin im Durchschnitt 128 Pfund und der Amerikaner 154 Pfund wiegt[*] – und beide hauptsächlich tierisches Protein zu sich nehmen –, beträgt ihre tägliche Proteinmenge 0,37 g x 128 = 47 g Protein und seine 0,37 g x 154 = 57 g Protein.

Betrachten wir nun eine hauptsächlich vegetarische Ernährungsweise. Da der Durchschnittswert des Pflanzenproteins mit 55 angesetzt wird, ist eine größere Proteinmenge erforderlich. Setzt man nun 55 in die Formel ein, so ergibt sich eine tägliche Zufuhr von 0,51 g Protein je Pfund Körpergewicht: 0,28 g x 100/55 = 0,51 g. Angenommen, es handelt sich um einen Vegetarier, der 128 Pfund wiegt, so wird das Gewicht mit 0,51 multipliziert; das Ergebnis ist 65 g. (Man beachte, daß die Protein-Tagesmenge zahlenmäßig fast der Hälfte des Körpergewichts entspricht, wenn man sich größtenteils von pflanzlichem Protein ernährt.)

Da dieser Leitfaden für den Einzelmenschen gedacht ist, nicht für eine Gesamtbevölkerung, können wir von der Verallgemeinerung absehen und in bezug auf die Proteinqualität noch einen Schritt weitergehen. Ja, es ist gar

---

[*] Amerikanische Pfunde, siehe Anm. auf Seite 41

nicht nötig, zu verallgemeinern und die großen Unterschiede der Proteinqualität bei gemischter Tier- und Pflanzenproteinkost zu verschleiern. Bei einer solchen Ernährung werden manche Proteine nur zu einem Drittel verwertet, die übrigen hingegen vollständig. Um diesen Unterschieden Rechnung zu tragen, geben die Tabellen im dritten Teil des vorliegenden Buches *den Proteingehalt der Nahrungsmittel an, der vom Körper vollständig verwertet wird.* Da jedes Nahrungsmittel der Proteinqualität angepaßt ist, braucht man die Formel, mit der die Durchschnittsqualität bestimmt wird, nicht anzuwenden. Die Angaben (in Gramm) beziehen sich also nur auf verwertbares Protein. Nicht zu vergessen ist jedoch, daß eine Person, die 128 Pfund wiegt, eine Tagesmenge von 35,8 g verwertbarem Protein braucht, und derjenige, der 154 Pfund wiegt, 43,1 g.

Wie die Tabellen zu benutzen sind, wird im dritten Teil erläutert. An dieser Stelle sei noch erklärt, wie Proteinzufuhr und Eßgewohnheiten zu vereinbaren sind.

Hier einige Vergleiche, die auf der hypothetischen Annahme beruhen, daß man die tägliche Proteinzufuhr aus einer einzigen Quelle bezieht:

Tabelle 3

Gewicht	Tagesmenge Protein	Man benötigt:					
		Fleisch	Fisch	Milch	Eier	Hülsenfrüchte	Käse
128 Pfund	35,8 g	210 g	240 g	5 Tassen	6	360 g	340 g
154 Pfund	41,1 g	260 g	280 g	6 Tassen	7	430 g	400 g

V. Individueller Protein-Bedarf

Es sei ausdrücklich darauf hingewiesen, daß sich alle Zahlen- und Mengenangaben auf den »Durchschnittsmenschen« beziehen. Der Ernährungswissenschaftler *R. J. Williams*, der sich besonders mit den individuellen Unterschieden befaßt hat, weist darauf hin, daß bei ausschließlicher Proteinzufuhr durch Rindfleisch ungefähr 60 g Tagesmenge dem Mindestbedürfnis des einen entsprechen können, wohingegen beim anderen vielleicht 240 g erforderlich sind.[1]* Obwohl 98 Prozent einer Bevölkerung nicht mehr als 30 Prozent vom Durchschnitt benötigen, bilden allein diese beiden Extreme eine *vierfache* Differenz in der erforderlichen Proteinmenge! Bei anderen Nahrungsmitteln können die Erfordernisse sogar noch unterschiedlicher sein.

---

* im amerikanischen Text: 2 Unzen, wobei eine Unze, 28,35 g (¹/₁₆ Pfund) entspricht (d. Übers.)

Noch verwunderlicher ist vielleicht die Tatsache, daß die Bedürfnisse beim Einzelmenschen selbst variieren können. Körperlicher Streß (zum Beispiel Schmerzen) oder seelische Beanspruchung (sogar Examensangst) kann das übliche Bedürfnis sozusagen mit einem Sprung ums Dreifache erhöhen.[2]

Die logische Folgerung lautet: *Die Tatsache, daß ein anderer bei geringer Proteinzufuhr prächtig gedeiht, besagt keineswegs, daß diese Ernährung den Bedürfnissen des eigenen Körpers entspricht.* Demgemäß sollte man sich selbst beobachten, nicht nur, wie man sich fühlt, sondern auch, wie es um die Energie, den allgemeinen Gesundheitszustand und die seelische Verfassung steht. Gewisse Mangelkrankheiten beeinflussen den Appetit und die Wahl der Speisen auf negative Weise; es genügt also nicht, sich einfach »satt« zu fühlen. Da Nägel, Haare und Haut von der Proteinsynthese abhängen, ist ihr Zustand gewöhnlich ein guter Hinweis, ob der Körper genügend Protein erhält oder nicht. Ebenso sollte man die Heilfähigkeit von Wunden beobachten. Wenn sie nicht schnell heilen, kann es ein sicheres Zeichen sein, daß man an Proteinmangel leidet.

Nachdem wir erfahren haben, wie die erforderliche Proteinmenge abzuschätzen ist, und welche Qualitätsunterschiede bestehen, können wir zu der rein praktischen Frage übergehen: Welches sind die besten Proteinlieferanten, und wie kann man den besten Gebrauch von ihnen machen? Da die Proteinquellen weitgehend »sagenumwoben« sind, tut eine Klarstellung in dieser Beziehung not.

VI. Ist Fleisch notwendig?

Diejenigen, die auf die Unerläßlichkeit des Fleischgenusses pochen, begründen ihre Behauptungen mit dem großen und hochqualitativen Proteingehalt des Fleisches. Pflanzliches Protein wird von ihnen deshalb als minderwertig angesehen. Infolgedessen werden tierisches und pflanzliches Protein als zwei verschiedene Kategorien betrachtet. Das ist ein grundlegender Irrtum. In Wirklichkeit besteht zwischen tierischem und pflanzlichem Protein überhaupt kein Unterschied; sie sind ein zusammenhängendes Ganzes.

Abb. 8: »Tierisches und pflanzliches Protein als zusammenhängendes Ganzes« verdeutlicht das mit zwei Skalen: auf der einen Seite die Quantität, gemessen am Vorkommen im Nahrungsmittel; auf der anderen Seite die Qualität im Hinblick auf die Verwertung des Proteins.

Quantität: Wenn man Protein nach der Quantität beurteilt, ist die Verallgemeinerung schwierig. Aber es ist klar, daß Pflanzen den höchsten Rang einnehmen, vor allem in zubereiteter Form. Sojamehl enthält 40 Prozent Protein. Es folgen bestimmte Käsesorten wie Parmesan, der 36 Prozent Protein enthält. Fleisch enthält zwischen 20 und 30 Prozent. Hülsenfrüchte gehören

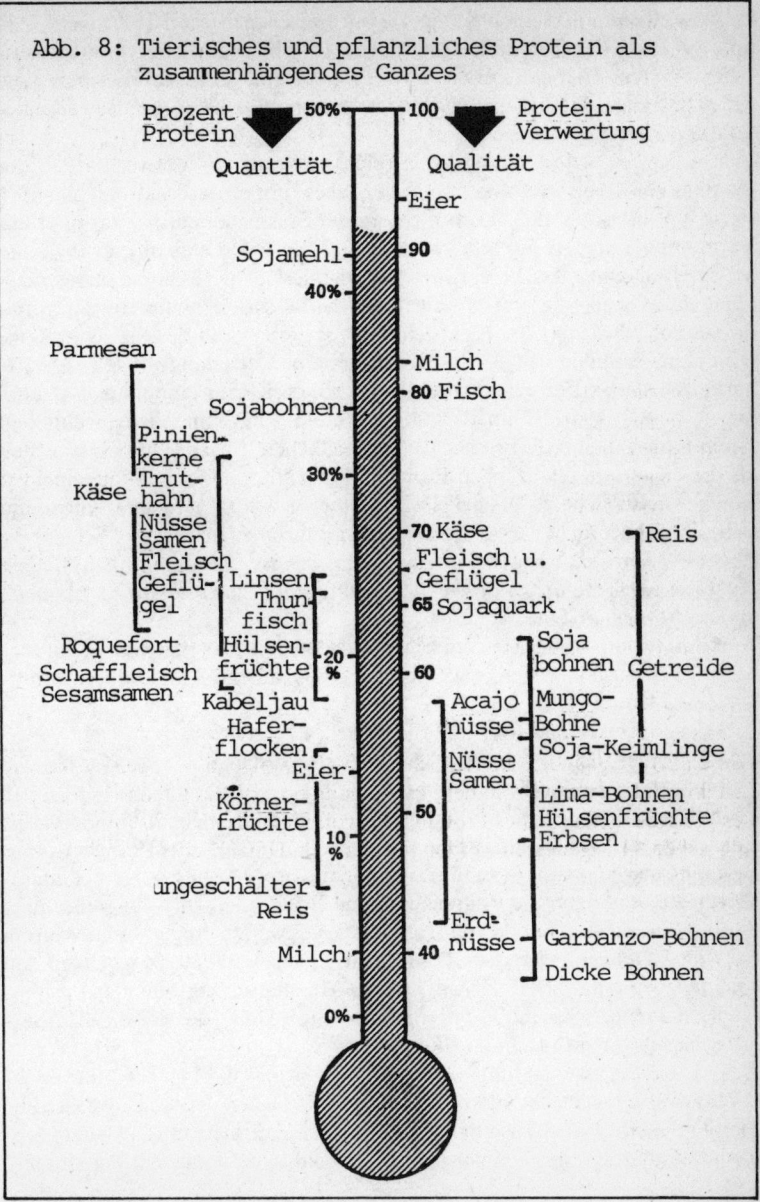

Abb. 8: Tierisches und pflanzliches Protein als zusammenhängendes Ganzes

im wesentlichen derselben Kategorie an: zwischen 20 und 25 Prozent. Am unteren Ende der Quantitätsskala stehen sowohl pflanzliches als auch tierisches Protein. Hier finden wir Getreide und auch, was überraschen mag, Milch und Eier. (Berücksichtigt sind übrigens nur Pflanzen, die als Proteinlieferanten eine Rolle spielen.)

Verwertbarkeit: Die Qualitätsskala reicht in bezug auf Verwertbarkeit des Proteins von 40 bis 94.[1] Hier nimmt tierisches Protein natürlich den höchsten Rang ein. Fleisch steht jedoch nicht an der Spitze, sondern etwas über der Mitte mit einem Durchschnittswert von 67. Zuoberst stehen Eier (94) und Milch (82). Die pflanzlichen Proteine rangieren im zusammenhängenden Ganzen tiefer, nämlich zwischen 40 und 70. Manche aber, zum Beispiel Sojabohnen und Naturreis, nähern sich der Verwertbarkeit des Fleischproteins oder überschneiden sich mit ihr. Die allgemeine Verteilung auf der Verwertbarkeitsskala, wo tierisches Protein einen höheren Rang einnimmt als pflanzliches, besagt, daß die im tierischen Protein vorkommenden essentiellen Aminosäuren den Bedürfnissen des menschlichen Körpers eher entsprechen als diejenigen im pflanzlichen Protein. Das heißt, daß man im allgemeinen weniger fleischliche als pflanzliche Nahrung zu sich zu nehmen braucht, um sich die erforderlichen essentiellen Aminosäuren zuzuführen.

Aber der Mensch hängt nicht von Fleisch ab, wenn es darum geht, sich mit dem Protein die erforderlichen essentiellen Aminosäuren zuzuführen. Es gibt noch andere Möglichkeiten:
1. Nimmt man große Mengen eines pflanzlichen Proteins von geringerer Verwertbarkeit zu sich, so kann man sich genügend Aminosäuren zuführen.
2. Milchprodukte und Eier liefern tierisches Protein.
3. Viele pflanzliche Proteine ergänzen sich, so daß sich die erforderliche Menge der Aminosäuren ergibt.

Benutzt man nur eine einzige pflanzliche Proteinquelle – etwa lediglich dicke Bohnen oder Naturreis –, so führt man dem Körper nicht genügend Aminosäuren zu, weil dann die Begrenzung eine Rolle spielt (die »begrenzenden Aminosäuren« sind bei dicken Bohnen die schwefelhaltigen Aminosäuren, bei Reis Isoleucin und Lysin). Darum hat die erstgenannte Möglichkeit den Nachteil, daß man verhältnismäßig riesige Mengen der betreffenden Proteinquelle zu sich nehmen muß (und somit verschwendet!), um sich die erforderliche Tagesmenge Protein zuzuführen.

Der Vorteil der zweiten Möglichkeit besteht darin, daß Milchprodukte hochqualitatives Protein enthalten, ja sogar noch besser verwertet werden als Fleisch. Doch eine so einseitige Ernährung ist natürlich auf die Dauer langweilig. Außerdem leistet man damit der landwirtschaftlichen Vergeudung Vorschub.

Die dritte Möglichkeit bedeutet eine gemischte Kost (innerhalb einer Mahlzeit), zusammengesetzt aus pflanzlichen Gerichten, deren Aminosäurengehalt sich ergänzt. (Man vergesse nicht, daß alle essentiellen Aminosäuren stets gleichzeitig vorhanden sein müssen.) Dies ist die beste Möglichkeit, weil die ergänzende Wirkung der gemischten Kost bedeutet, daß vom Körper mehr Protein verwertet (und weniger verbrannt) wird. Sie ist auch deshalb der zweiten vorzuziehen, weil dabei das in Hülle und Fülle vorkommende Pflanzenprotein optimal ausgenutzt wird.

VII. Gegenseitige Ergänzung der Proteine

Offensichtlich ist es die beste Lösung, von der zweiten und dritten Möglichkeit abwechselnd Gebrauch zu machen, indem man die Mahlzeit aus pflanzlichen und tierischen Proteinen (ohne Fleisch) zusammensetzt. Die meisten Menschen tun das ohnehin bis zu einem gewissen Grade. Durch die Mischung der Proteinlieferanten wird der Proteinwert der Mahlzeit erhöht. Es ist ein typischer Fall der Regel, daß *das Ganze größer ist als die Summe seiner Teile*. Das trifft nämlich zu, weil der Verwertungmangel des einen Nahrungsmittels durch den Aminosäurengehalt des anderen wettgemacht wird. Zum Beispiel wäre der biologische Wert von drei Teilen Weißbrot und einem Teil Cheddarkäse 64, wenn keine Ergänzung bestünde. Wenn aber beides zusammen gegessen wird, beträgt der biologische Wert 74![1] Das »Ganze« ist größer, weil der Käse den Lysin- und Isoleucinmangel des Weißbrots ausgleicht. Derartige Mischungen *ergeben kein vollwertiges Protein*, das vom Körper vollständig verwertet wird (nur das Hühnerei erfüllt diese Bedingung fast), sondern die Zusammenstellungen können die Proteinqualität bis zu 50 Prozent erhöhen im Vergleich zum Durchschnitt der einzeln verzehrten Bestandteile.

Wenn man beispielsweise Weizen und dicke Bohnen zusammen ißt, wird das vom Körper verwertete Protein um ungefähr 33 Prozent erhöht. Das verdeutlicht Abb. 9. Sie zeigt die vier essentiellen Aminosäuren, an denen es dem pflanzlichen Protein am ehesten fehlt. Auf den Seiten, wo Bohnen und Weizen getrennt aufgeführt sind, ist der Unterschied zum Aminosäurengehalt des Hühnereis zu erkennen. Werden aber beide vereinigt, so schließt sich die Lücke.

Um sich diese Komplementärwirkung zunutze zu machen, stellt man die Mahlzeit so zusammen, daß der Proteingehalt des einen Nahrungsmittels den Aminosäurenmangel eines anderen ausgleicht. Viel Arbeit, wird es vielleicht heißen. Es ist nicht so schwer, wie es klingt! Zum Beweis (und zur Verlokkung) habe ich viele Rezepte beigefügt (s. S. 108 ff). Doch manch einem wird es sicher Spaß machen, selbst Komplementär-Zusammenstellungen auszuhekken.

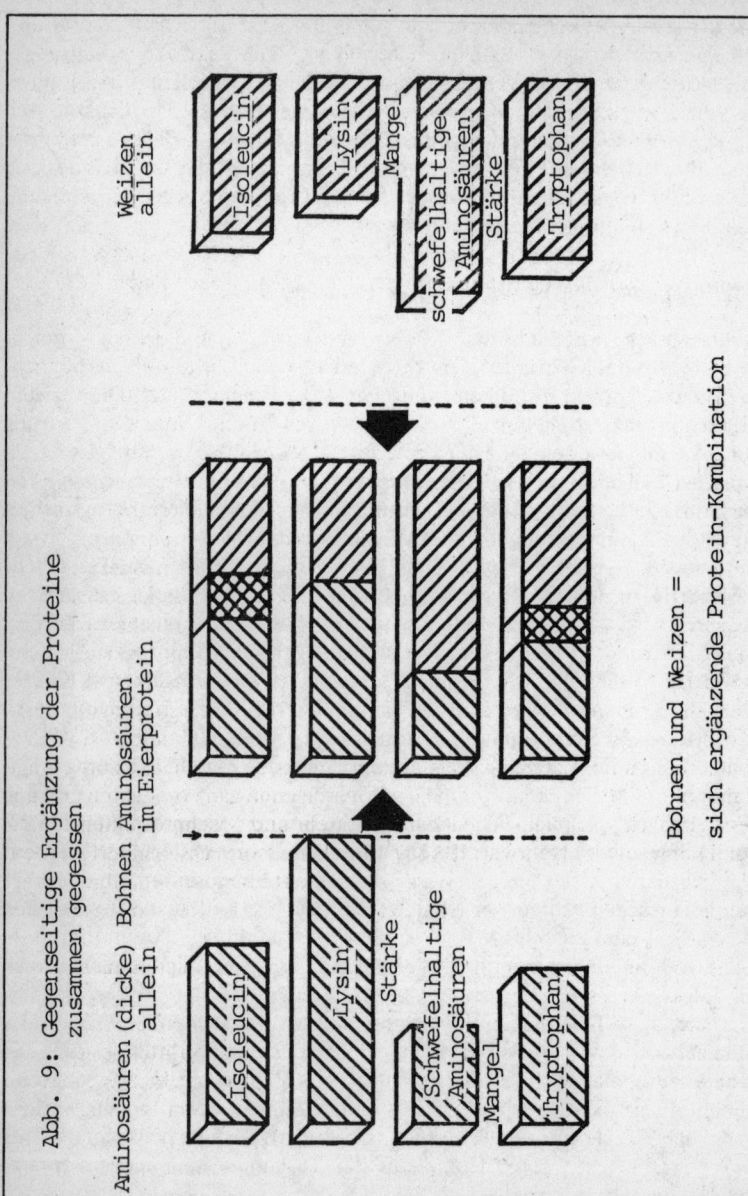

Abb. 9: Gegenseitige Ergänzung der Proteine zusammen gegessen

Bohnen und Weizen = sich ergänzende Protein-Kombination

VIII. Protein ist nicht alles

Viele Menschen, die sich ebensogut anders ernähren könnten, essen Unmengen von Fleisch, weil sie glauben, nur mit »kräftigem Fleisch« könnten sie sich die vielen Vitamine und Spurenelemente zuführen, die der Körper benötigt. Stimmt das?
In Wirklichkeit liefern pflanzliche, fleischlose Nahrungsmittel mehr als die Hälfte von jedem der elf am meisten erwähnten Vitamine und Mineralien, Vitamin B_{12} ausgenommen. Für Vitamin B_{12} ist Fleisch jedoch nicht die einzige Bezugsquelle, es kommt auch in allen Milchprodukten und in bestimmten Algenarten vor. Mit fleischloser Kost führt man sich zu:
1. über 90 Prozent Vitamin C und Calcium,
2. 86 Prozent Magnesium,
3. zwischen 68 und 76 Prozent Eisen, Riboflavin, Thiamin, Vitamin A und Phosphor,
4. fast 30 Prozent vom Vitamin B_{12}.[1]

Zu den wichtigen Nahrungsbestandteilen, deren Rolle im Metabolismus man noch nicht vollständig analysiert hat, gehören Kalium und Magnesium. Fleisch enthält zwar Kalium, aber es gibt noch bessere Bezugsquellen. Fleisch enthält nämlich je 100 g 290 bis 390 mg Kalium, die Bratkartoffel hingegen 503 mg und die Limabohne sogar 422 mg. Was Magnesium betrifft, so zählt Fleisch sogar zu den ärmlichen Lieferanten. Reiche Bezugsquellen sind: Kakao, Nüsse, Sojabohnen, Vollkorngetreide und grüne Blattgemüse.[2]

Da wir unseren Bedarf an wichtigen Vitaminen und Spurenelementen hauptsächlich mit fleischloser Kost decken möchten – selbst wenn die vegetarischen Nahrungsmittel neben dem Fleisch die zweite Rolle spielen –, kann die Schlußfolgerung gezogen werden, daß wir uns genügend lebensnotwendige Nährstoffe zuführen, wenn wir auf den Fleischgenuß ganz verzichten und uns ausschließlich von pflanzlichen Lebensmitteln und Milchprodukten ernähren. Damit soll der Nährwert des Fleisches keineswegs geschmälert werden. Mein Ziel ist nur, eine realistischere Anschauung über die vielfältigen Nährmittelquellen zu vermitteln und mit der kulturell bedingten fixen Idee von der Vormachtstellung des Fleisches aufzuräumen.

Abgesehen von Eiweißstoffen, Vitaminen und Spurenelementen haben in den letzten Jahren neue Faktoren von sich reden gemacht: Cholesterin- und Triglyceridgehalt des Blutes. Forschungsergebnisse lassen es als einleuchtend erscheinen, daß der Cholesterin- und Triglycerid-Metabolismus des menschlichen Körpers – vermutlich genetisch bedingt – bei den Einzelpersonen in seiner schädlichen Auswirkung grundverschieden ist. Zum Beispiel weisen

---

* Nicht-Fleisch-Nahrungsmittel: Milch- und Pflanzenprodukte. Fleischprodukte: Fleisch, Geflügel, Fisch.

viele Menschen, deren Cholesterinspiegel über 200 mg je Milliliter liegt, nicht unbedingt einen hohen Triglyceridspiegel auf. Bei ihnen soll die Gefahr eines Herzinfarktes bestehen, besonders dann, wenn der Metabolismus ihrer Vorfahren ebenfalls nicht imstande war, den Cholesterin- und/oder Triglyceridgehalt des Blutes zu regeln.[3] Darum sollte man der Warnung Beachtung schenken, die Professor *Jean Mayer* von der Universität *Harvard* gehäußert hat: »Wer seinen Cholesterinspiegel nicht kennt oder weiß, daß er über 200 ist, muß mit Eiern sehr vorsichtig sein, das heißt, nicht mehr als zwei in der Woche. Das gilt auch für heranwachsende Knaben vom vierzehnten Altersjahr an, denn gerade die Periode der Adoleszenz ist die Zeit, wo die Arterien geschädigt werden können (80 Prozent der in Vietnam gefallenen jungen Amerikaner hatten ernste arteriosklerotische Schädigungen«).[4]

Es ist klar, was das zu bedeuten hat: Man tut gut daran, den Cholesterinspiegel untersuchen zu lassen, damit man weiß, ob man auf die Cholesterinzufuhr achten muß. Ist der Spiegel zu hoch, so muß man bedenken, daß Cholesterin nur in tierischen Nahrungsmitteln vorkommt, und ersetze sie durch pflanzliche. Es stimmt, daß von allen Nahrungsmitteln Eier den höchsten Cholesteringehalt haben. Auch Käse wird oft für gefährlich gehalten, obwohl er nur 40 Prozent mehr Cholesterin enthält als Fleisch. Der wichtige Unterschied aber ist der, daß man zwar mit Leichtigkeit 250 g Fleisch verzehren kann, aber niemals so viel Käse auf einmal. Als Faustregel gilt folgendes: Wenn man wöchentlich ein Pfund Fleisch vom Speisezettel streicht, kann man es gut und gern durch ein großes Ei oder ca. 340 g Käse ersetzen, ohne daß man sich mehr Cholesterin als mit dem Fleisch zuführen würde. Zu beachten ist außerdem, daß Fleisch über sechsmal mehr Cholesterin enthält als Vollmilch. Ein Pfund Fleisch entspricht also in bezug auf den Cholesteringehalt drei Litern Vollmilch.[5]

In den Rezepten, die im vierten Teil angegeben sind, habe ich absichtlich die Verwendung von Eiern eingeschränkt. Bei denjenigen, die Eier als Zutat benötigen, kommt auf eine Portion meistens nicht mehr als $1/3$ geschlagenes Ei. (Man könnte also von einem solchen Gericht sechs Portionen essen, ohne gegen Dr. Mayers Regel zu verstoßen.) In vielen Rezepten lasse ich auch die Wahl, wie viele Eier man verwenden möchte, so daß man sich nach dem eigenen Cholesterinspiegel richten kann.

Der zweite Faktor, auf den die medizinische Forschung aufmerksam gemacht hat, ist der Ballaststoffgehalt der Nahrung. Der geringe Ballaststoff der heutigen Ernährung mit vorfabrizierten Lebensmitteln wird mit dem vermehrten Auftreten von Darmverschluß, »Blinddarm« (Appendicitis) und Darmkrebs in Verbindung gebracht. Vegetarische Kost – reich an Vollkorngetreide, Hülsenfrüchten, frischem Gemüse und Obst – hat den zusätzlichen Vorteil, dem Körper jenen Anteil von unverdaulicher Nahrung zuzuführen, die er offenbar benötigt.

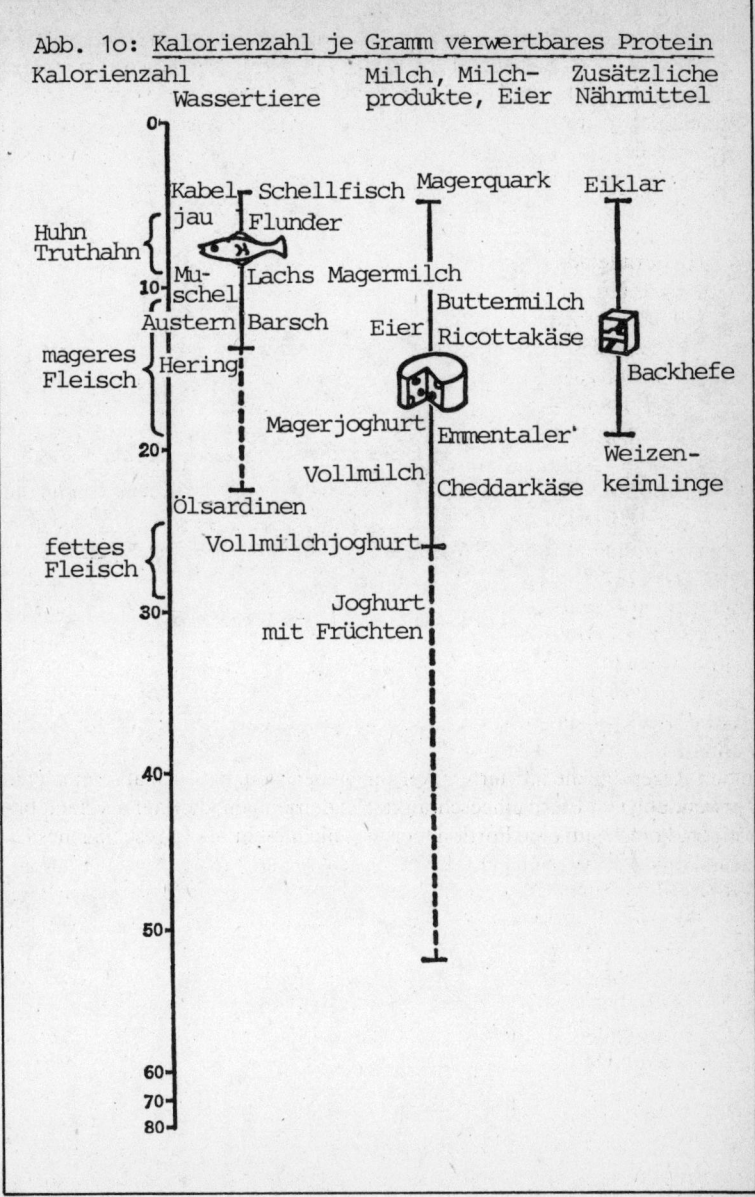
Abb. 1o: Kalorienzahl je Gramm verwertbares Protein

Tabelle I: Fische, Muscheln und Krebse

Durchschnittsportion 100 g	Prozente des täglichen Proteinbedarfs		Aminosäuregehalt im Vergleich zum Hühnerei					Totalgewicht des Proteins in g	Verwertbarkeit	Gewicht des Proteins, das vom Körper verwertet wird[2], in g
	M	F	Tryp.	Iso.	Lys.	schw. A.[1]				
1. Thunfisch* (aus der Dose) ⅝ Tasse	44	53	B	B	Stärke A+	B		24	(80)	19
2. Makrele	41	50	B	B	A+	B		22	(80)	18
3. Heilbutt	39	47	B	B	A+	C		21	(80)	17
4. Lachs	37	45	B	B	A+	B[3]		20	(80)	16
5. Schwertfisch[3]	35	42	B	B	A+	B		19	(80)	15
6. Felsenbarsch	35	42	B	B	A+	B[3]		19	(80)	15
7. Zackenbarsch	35	42	B	B	A+	B		19	(80)	15
8. Alse	35	42	B	A	A+	B		19	(80)	15
9. Garnele	35	42	B	B	A+	B[4]		18	(~80)[5]	15
10. Sardine (aus der Dose) 8 mittelgr.	32	39	B	A	A+	B		21	(69)	14
11. Karpfen	32	39	B	B	A+	A[3]		18	(80)	14
12. Wels	32	39	B	B	A+	A		18	(80)	14
13. Kabeljau	32	39	B	B	A+	A		18	(80)	14
14. Hering	32	39	B	A	A+	B		18	(80)	14
15. Schellfisch	32	39	B	B	A+	A		18	(80)	14
16. Krebs	32	39	B	B	A+	B[4]		17	(~80)	14
17. Hummer	32	39	B	B	A+	B[4]		17	(~80)	14
18. Tintenfisch	30	36	A	B	A+	B		16	(~80)	13
19. Muscheln, 3, 4 St.	28	34	A	B	A+	B		15	(~80)	12
20. Flunder und Seezunge	28	34	B	B	A+	C		15	(80)	12
21. Pilgermuscheln, 4 gr., 9 kl.	26	31	A	B	A+	B		14	(~80)	11
22. Austern, 2 bis 4	21	25	A	B	A+	B		11	(~80)	9

* Warnung: Meeresfische wie Thunfisch und Schwertfisch, die am Ende einer langen Nahrungskette stehen, können quecksilberverseucht sein.

Anmerkungen zu Tabelle 1 auf Seite 75

1 Aminosäuren: Tryp. = Tryptophan; Lys. = Lysin; Iso. = Isoleucin; schw. A. = schwefelhaltige Aminosäuren. Diese vier essentiellen Aminosäuren können im pflanzlichen Protein fehlen.
2 Berechnung des Verwertbarkeitsverlusts s. S. 178
3 Auch leichter Mangel an aromatischen Aminosäuren, Phenylalanin und Tyrosin.
4 Auch leichter Mangel an Valin.
~ Geschätzt.

Tabelle II: Milch, Milchprodukte und Eier

Durchschnittsportion	Prozente des täglichen Proteinbedarfs			Aminosäuregehalt im Vergleich zum Hühnerei					Totalgewicht des Proteins in g	Verwertbarkeit	Gewicht des Proteins, das vom Körper verwertet wird, in g
	M	F		Tryp.	Iso.	Lys.		schw. A.			
						Stärke					
1. Magerquark, 100 g	30	36		B	A	A+		B	17	(~75)	13
Vollfetter Quark, 100 g	26	31		B	A	A+		B	14	(~75)	11
2. Eiklarpulver, 14 g	21	25		A+	B	A+		A+	11	(83)	9
3. Trockenmagermilch, 28 g	19	22		A	B	A+		B	10	(82)	8
4. Parmesankäse, 28 g	16	20		B	A	A+		B	10	(~70)	7
5. Mager-, Voll-, Buttermilch, 244 g	16	20		A	A	A+		B	9	(82)	7
6. Joghurt aus Magermilch, 244 g	16	20		A	A	A+		B	8	(82)	7
7. Emmentaler Käse, 28 g	14	17		B	A	A+		B	8	(~70)	6
8. Edamer Käse, 28 g	14	17		B	A	A+		B	8	(~70)	6
9. 1 Ei, 48 g	14	17		A	A	A+		A	6	(94)	6
10. Ricottakäse, 60 g	12	14		B	A	A+		B	7	(~75)	5
11. Cheddarkäse, 28 g	12	14		B	A	A+		B	7	(70)	5
12. Roquefort, 28 g	9	11		B	A	A+		B	6	(~70)	4
13. Camembert, 28 g	9	11		B	A	A+		B	5	(~70)	4
14. Eiskrem, 100 g	9	11		A	A	A+		B	5	(~82)	4

Folgende Lebensmittel sind keine gute Proteinquelle, weil sie im Verhältnis zum Proteingehalt zu viele Kalorien haben: Sahne, saure Sahne, Vollfettkäse, Butter (kein Proteingehalt).

Tabelle III: Hülsenfrüchte

Durchschnittsportion 50 g (roh) [1]	Prozente des täglichen Proteinbedarfs		Aminosäuregehalt im Vergleich zum Hühnerei				Totalgewicht des Proteins in g	Verwertbarkeit	Gewicht des Proteins, das vom Körper verwertet wird, in g
	M	F	Tryp.	Iso.	Lys.	schw. A.			
	5 % mehr als Ergänzung		Mangel			Mangel			
1. Sojabohnen	23	28	A	B	A	☐[2]	17	(61)	10
2. Mungobohnen	16	20	☐	B	A+	☐	12	(57)	7
3. Saubohnen	14	17	☐	B	A	☐	13	(48)	6
4. Erbsen, gelbe	14	17	☐	B	A+	☐	12	(47)	6
5. Schwarze Bohnen	12	14	B	A+	A	☐	12	(42)	5
6. Chinesische Bohnen	12	14	B	☐	A+	☐	12	(45)	5
7. Weiße Bohnen	12	14	☐	B	A+	☐	12	(38)	5
8. Kichererbsen	12	14	☐	B	A+	☐	11	(43)	5
9. Limabohnen	12	14	☐	B	A	☐	10	(52)	5
10. Tofu (Sojaquark), 100 g	12	14	A	B	A+	☐	8	(65)	5
11. Linsen	9	11	☐	B	A+	☐	13	(30)	4
12. Andere gewöhnl. Bohnen	9	11	☐	B	A+	☐[2]	11	(38)	4

1 Gekocht etwa ¾ bis 1 Tasse voll.
2 Auch Valinmangel.

Tabelle IV: Nüsse und Samen

Durchschnittsportion ungefähr 30 g	Prozente des täglichen Proteinbedarfs		Aminosäurengehalt im Vergleich zum Hühnerei				Totalgewicht des Proteins in g	Verwertbarkeit	Gewicht des Proteins, das vom Körper verwertet wird, in g
	M	F	Tryp.	Iso.	Lys.	schw. A.			
1. Pinienkerne, 2½ Eßl.	3 bis 4 % als Ergänzung mehr 12	14	—	Mangel	Mangel	—	9	(~50)	5
2. Kürbis- und Squashkerne, 2 Eßl.	12	14	A	B	B	—	8	(~60)	5
3. Sonnenblumenkerne, 3 Eßl., -mehl, 4 Eßl.	als Ergänzung 2 bis 3 % mehr 9	11	A	B	Ⓒ	B	7	(58)	4
4. Erdnüsse, 2 Eßl.	7	8	B	Ⓒ	Ⓒ	Ⓒ[a]	8	(43)	3
5. Erdnußbutter, 2 Eßl.	7	8	B	B	Ⓒ	Ⓒ[b]	8	(43)	3
6. Acajounüsse, 12 bis 16 St.	7	8	A+	B	B	B	5	(58)	3
7. Sesamsamen, 3 Eßl., -mehl, 4 Eßl.	7	8	A	Ⓒ	Ⓒ	A	5	(53)	3
8. Pistazien, 3 Eßl.	7	8	B	Ⓒ	B	B[2]	5	(~50)	3
9. Walnüsse, 4 Eßl., 16 bis 20 halbe	7	8	B	Ⓒ	Ⓓ	B	6	(~50)	3
10. Paranüsse, 8 mittelgr.	4	5	A+	Ⓒ	Ⓒ	A+	4	(50)	2

1 Aminosäurengehalt unbekannt.
2 Auch Threoninmangel.
Folgende Hartfrüchte sind wegen ihres Kalorienreichtums nicht aufgeführt: Pekannüsse, Eßkastanien, Kokosnüsse, Haselnüsse, Mandeln, australische Macadaminüsse.

Tabelle V: Körnerfrüchte und Getreideprodukte

Durchschnittsportion verschieden (roh)	Prozente des täglichen Proteinbedarfs		Aminosäuregehalt im Vergleich zum Hühnerei				Totalgewicht des Proteins in g	Verwertbarkeit	Gewicht des Proteins, das vom Körper verwertet wird, in g
	M	F	Tryp.	Iso.	Lys.	schw. A.			
	als Ergänzung 2 bis 3 % mehr			Mangel	Mangel				
1. Vollkornweizen, 55 bis 60 g	12	15	B	C	C	B	8	(60)	5
2. Vollkornroggen, 55 bis 60 g	9	11	C	C	C	B	7	(58)	4
3. Eiernudeln, weichgekocht, 160 g	9	11	B	B	C	B	7	(~60)	4
4. Gerste, 60 bis 65 g	9	11	A	C	C	B	6	(60)	4
5. Hirse, 55 bis 60 g	7	8	A+	B	C	A	6	(~55)	3
6. Spaghetti, Makkaroni, weichgekocht, 140 bis 150 g	7	8	B	B	C	C	5	(~50)	3
7. Haferflocken, 30 bis 35 g	7	8	B	C	C	B	4	(66)	3
8. Reis, 60 bis 65 g ungeschält (Naturreis) geschält (denaturiert)	7	8	B	C	C	B	5	(70)	3
	5	6	A	B	C	B	4	(57)	2
9. Weizenkeimlinge, 11 bis 12 g	5	6	C	B	A+	B	3	(67)	2
10. Vollkornbrot, 1 Scheibe	2	3	—	—	—	—	2.4	(~45)	1.2
11. Weizenkleie, roh, 10 g	2	3	A	C	B	A	1.6	(55)	0.9

Tabelle Va: Mehl

Durchschnittsportion 1 Tasse voll	Prozente des täglichen Proteinbedarfs	Aminosäuregehalt im Vergleich zum Hühnerei				Totalgewicht des Proteins in g	Verwertbarkeit	Gewicht des Proteins, das vom Körper verwertet wird, in g
		Tryp.	Iso.	Lys.	schw. A.			
1. Sojamehl, entfettet[1], 138 g	65	A	Mangel B	Mangel A	C	40	(61)	5
2. Klebermehl, 140 g[2]	85	B	B	D	B	23	(39)	?
3. Erdnußmehl, entfettet, 100 g	48	B	C	D	C	21	(43)	9
4. Sojamehl, vollfett, 72 g	26	A	B	A	B	16	(61)	3
5. Vollkornweizenmehl, 120 g	16	B	C	D	B	10	(60)	2
6. Roggenmehl, Vollkorn, 119 g	16	C	C	C	B	9	(58)	2
7. Buchweizenmehl, Vollkorn, 100 g	12	B	C	C	B	8	(65)	2
8. Hafermehl, 112 g	11	B	C	C	B	7	(66)	1
9. Gerstenmehl, 112 g	11	B	C	C	B	7	(60)	2
10. Vollmaismehl, 118 g	10	C	C	C	B	5	(51)	2
11. Weizenkleie, 55 g	9	A	C	B	A	5	(55)	1

1 auch leichter Valinmangel
2 auch Threoninmangel

Tabelle VI: Gemüse

Durchschnittsportion 100 g (roh)	Prozente des täglichen Proteinbedarfs		Aminosäuregehalt im Vergleich zum Hühnerei				Totalgewicht des Proteins in g	Verwertbarkeit	Gewicht des Proteins, das vom Körper verwertet wird, in g
	M	F	Tryp.	Iso.	Lys.	schw. A.			
	als Ergänzung 2 bis 5 % mehr			Mangel		Mangel			
1. Bohnen, gekocht, ½ Tasse voll	9	11	A	A	A	D	8	(~52)	4
2. Sojabohnensprossen	7	8	–	C	C	E	6	(56)	3
3. Erbsen, grüne	7	8	B	B	A+	D	6	(53)	3
4. Rosenkohl, 9 mittelgr.	7	8	B	B	A	D	5	(<60)[1]	3
5. Zuckermais, 1 mittelgr. Kolben	7	8	D	C	C	B	4	(72)	3
	als Ergänzung 1 bis 2 % mehr								
6. Broccoli, 1 Stengel	5	6	B	B	B	C	4	(<60)	2–3
7. Kohl, gekocht, ¾ Tasse voll	5	6	B	C	C	C	4	(54)	2
8. Kohlrabi, gekocht, ½ Tasse voll	5	6	A	B	A	C	4	(~45)	2
9. Champignons, 10 kl. oder 4 gr.	5	6	B	D	B	A[2]	3	(72)	2
10. Spargel, 5 bis 6 St.	3	4	B	C	B	D	3	(<60)	1.8
11. Artischocken, ½ gr.	3	4	–	–	–	–	3	(<60)	1.8
12. Blumenkohl, gekocht, 1 Tasse voll	3	4	A	B	A	D	3	(<60)	1.8
13. Spinat, gekocht, ½ Tasse voll	3	4	A	B	A+	B	3	(~50)	1.5
14. Rübstiel	3	4	A	C	B	D	3	(45)	1.4
15. Mungobohnensprossen	3	4	–	–	–	–	4	(36)	1.4
16. Kartoffeln, ½ mittelgr.	3	3	A	C	B	D	2	(60)	1.2
17. Mangold	2	3	B	B	B	–	2	(~50)	1

1 Bei unbekannter Verwertbarkeit beruht die Angabe auf dem Durchschnitt (<60).
2 Bei Champignons ist der Gehalt an schw. A. umstritten. Der hier angegebene hohe Grad beruht auf der Verwertbarkeit.

Tabelle VII: Nahrhafte Zusätze

Durchschnittsportion verschieden	Prozente des täglichen Proteinbedarfs		Aminosäuregehalt im Vergleich zum Hühnerei				Totalgewicht des Proteins in g	Verwertbarkeit	Gewicht des Proteins, das vom Körper verwertet wird, in g
	M	F	Tryp.	Iso.	Lys.	schw. A.			
					Stärke				
1. Eiklarpulver, 14 g	21	25	A+	B	A+	A+	11	(83)	9
2. »Tiger's Milk«, 28 g	14	17	–	–	–	–	8	(~75)	6
3. Bierhefepulver, 9 bis 10 g, 1 gestrichener Eßl.	5	6	B	A	A+	C	4	(50)	2
4. Weizenkeimlinge, 11 bis 12 g, 1 gestrichener Eßl.	5	6	C	B	A+	B	3	(67)	2

Tabelle VIII: Fleisch

Durchschnittsportion, gekocht, 100 g	Prozente des täglichen Proteinbedarfs		Aminosäuregehalt im Vergleich zum Hühnerei				Totalgewicht des Proteins in g	Verwertbarkeit	Gewicht des Proteins, das vom Körper verwertet wird, in g
	M	F	Tryp.	Iso.	Lys.	schw. A.			
					Stärke				
1. Truthahn, gebraten	50	61	–	B	A+	B	31	(~70)	22
2. Schweinskotelett, mager und fett	44	53	A	A	A+	B¹	29	(~67)	19
3. Beefsteak, mager	39	47	B	B	A+	B¹	25	(67)	17
4. Hackfleisch	39	47	B	B	A+	B¹	26	(67)	17
5. Brathuhn, Brust	35	42	B	A	A+	B	23	(~65)	15
6. Hammelkotelett, mager und fett	30	36	B	B	A+	B¹	20	(~65)	13

Dritter Teil Angewandte Protein-Theorie: Essen, was die Erde bietet

Nachdem ich die Notwendigkeit angemessener Proteinzufuhr und die Bedeutung der Proteinqualität dargestellt habe, wird es dem Leser leichtfallen, beide Begriffe anhand der folgenden Tabellen auf die täglichen Eßgewohnheiten anzuwenden. (S. 90 ff.) Die Nahrungsmittel sind in größeren Kategorien aufgeteilt, je nach Proteinwert, und so angeordnet, daß sie dem täglichen Proteinbedürfnis entsprechen. Doch zuerst sei das Grundprinzip für die Auswahl der aufgeführten Nahrungsmittel erörtert.

I. Ein Führer für den Alltag

1. Das Kriterium der Kalorien

Da die meisten Nahrungsmittel *etwas* Protein enthalten, könnte man mit ihnen den Tagesbedarf decken, wenn es möglich wäre, unbegrenzte Mengen zu essen. Doch da wir uns ja genügend Protein zuführen wollen, ohne an Gewicht zuzunehmen, ist eine Richtlinie für die Kalorieneinnahme notwendig.

Meine Richtlinie fußt auf der folgenden Formel:

Ein junger Mann, der 154 Pfund wiegt, sollte sich im Tag ungefähr 2800 Kalorien und 43,1 g verwertbares Protein zuführen, das heißt je 65 Kalorien auf jedes Gramm Protein. Eine junge Frau, die 128 Pfund wiegt, sollte sich täglich ungefähr 2000 Kalorien und 35,8 g verwertbares Protein zuführen, das heißt 56 Kalorien auf jedes Gramm Protein.

Um das Gewicht zu halten und doch genügend Protein zu bekommen, darf das Verhältnis zwischen Kalorien und Protein nicht überschritten werden, also ein durchschnittliches Verhältnis von 60 zu 1. Es ist gut, wenn einige Proteinquellen dieses Verhältnis unterschreiten, damit Spielraum bleibt für Obst, das zwar Kalorien und Vitamine liefert, aber im wesentlichen kein Protein.

Von wenigen Ausnahmen abgesehen, folgen die Proteintabellen dem Kalorien-Protein-Verhältnis 60 zu 1. Kartoffelchips zum Beispiel enthalten 5 Prozent Protein, aber sie sind nicht aufgeführt, weil bei ihnen das Verhältnis zwischen Kalorien und einem Gramm verwertbarem Protein ungefähr 179 ist. Auch Walnüsse (ungefähr 88 zu 1) und Pekannüsse (ungefähr 149 zu 1) sind nicht aufgeführt.

2. Das Kriterium der natürlichen Lebensmittel

Die Tabellen enthalten nur natürliche Lebensmittel, keine denaturierten wie etwa Weißmehl (im Gegensatz zu Vollweizenmehl), weil diese im allgemeinen einen höheren Gehalt an Protein und anderen Nährstoffen haben. Der Unterschied bei Mehl, Reis und Zucker ist aus den Tabellen auf S. 177 zu ersehen.

3. Das Kriterium des Proteingehalts

Viele Gemüse, die zwar reich an Vitaminen sind, kommen nicht auf den Tabellen vor, weil eine durchschnittliche Portion weniger als 2 g verwertbares Protein enthalten würde.

II. Anordnung und Benutzung der Tabellen

Die beiden ersten Kolonnen – eine für Männer (M), die andere für Frauen (F) – geben an, wieviel Prozent des täglichen Proteinbedarfs eine durchschnittliche Portion des betreffenden Nahrungsmittels enthält. Um das Soll des Tagesbedarfs zu erfüllen, muß man jeden Tag so viel zu sich nehmen, daß die Addition 100 Prozent ergibt. Damit ist die Forderung, sich 0,28 g voll verwertbares Protein pro Pfund Körpergewicht zuzuführen, erfüllt.
Die letzten drei Kolonnen geben an, wieviel Gramm Protein das betreffende Nahrungsmittel enthält, und wieviel davon *der Körper verwerten kann* (Verwertbarkeit). Teilt man die Menge des verwertbaren Proteins durch das tägliche Soll, so erhält man den Prozentsatz der Proteinmenge, den eine durchschnittliche Portion ergibt.
Um daran zu erinnern, wie wichtig es ist, die Verwertbarkeit der Proteine anzupassen, sei hier ein Beispiel angeführt. Wenn wir annehmen, daß die Konsumtion von 15 g Eierprotein dasselbe sei wie die Konsumtion von 15 g Erdnußprotein, so irren wir uns gewaltig. Die Aminosäuren des Eierproteins können vom Körper voll verwertet werden (Wert 94), aber vom Erdnußprotein (43) kann der Körper nur die Hälfte verwerten. Mit 15 g Eierprotein führt man sich also doppelt soviel Protein zu (im Vergleich zu 15 g Erdnuß-

protein). Die Prozentsätze auf den Tabellen sind so berechnet, daß die verschiedene Verwertbarkeit berücksichtigt ist.

Das einzige Problem bei der verschiedenartigen Verwertbarkeit der Proteine ist darin zu sehen, daß die Forschung noch nicht genügend fortgeschritten ist. Viele pflanzliche Nahrungsmittel sind noch nicht getestet worden, und unser »Wissen« fußt oft auf einer beschränkten Zahl von Experimenten. Hoffen wir auf den Fortschritt dieser Forschung. Vorläufig stehen wir mit einer groben Schätzung der Proteinqualität auf festerem Boden als bei Berechnungen, die davon ausgehen, daß die Proteinzufuhr zu 5 bis 70 Prozent vom Körper nicht verwertet werden kann.

Die Prozentsätze in den beiden ersten Kolonnen gelten für Männer, die 154 Pfund, und für Frauen, die 128 wiegen. Wenn man diesem Durchschnitt nicht entspricht, richtet man sich bei der Bestimmung der angemessenen Proteinzufuhr nach dem folgenden Schema:

Männer		Frauen	
Gewicht in Pfund	Erwünschter Prozentsatz	Gewicht in Pfund	Erwünschter Prozentsatz
154	100	108	85
164	105	118	90
174	115	128	100
184	120	138	110
194	125	148	115

Man zählt die Proteinzufuhr ein paar Tage lang zusammen, um festzustellen, ob das Soll erfüllt ist oder nicht. Wenn nicht, muß die Zufuhr anhand der Tabellen erhöht werden, bis sie zur Eßgewohnheit wird.

Ich muß betonen, daß diese Werte für den durchschnittlichen Erwachsenen gelten. Schwangere Frauen sollten die Proteinzufuhr um 35 Prozent erhöhen, stillende um 70 Prozent. Auch Kinder brauchen anderthalb- bis zweimal soviel Protein je Pfund Körpergewicht wie Erwachsene, Säuglinge zwei- bis dreimal mehr.

Die Buchstaben auf den Tabellen dienen für ergänzende Protein-Zusammenstellungen. Sie zeigen an, welcher Wert den vorkommenden Aminosäuren beizumessen ist. Von den acht essentiellen Aminosäuren sind nur die vier aufgeführt, an denen es bei vegetarischer Kost unter Umständen mangeln kann. Da Eierprotein als nahezu vollkommen zu betrachten ist, sind die Angaben darauf abgestimmt, inwieweit die Menge der betreffenden Aminosäure der Menge im Eierprotein entspricht.

Buchstaben-Bewertung: Prozent des Aminosäurengehalts im Hühnerei

A + ≧ 100	C = 40–60
A = 80–100	D = 20–40
B = 60–80	E = 1–20

Wenn man sich danach richtet, kann man den Mangel (C und D) in manchen Nahrungsmitteln ausgleichen, indem man der Mahlzeit reichhaltigere Speisen (A und B) zufügt. So wird ein höherer biologischer Wert erreicht, als wenn man dieselben Nahrungsmittel getrennt ißt. Mit der Feststellung, welche Aminosäuren in den verschiedenen Nahrungsmitteln stark oder schwach vertreten sind, kann man die notwendige Ergänzung leicht vornehmen. Fettgedrucktes A und A+ besagen, daß das betreffende Nahrungsmittel so gut wie keinen Mangel an der Aminosäure hat, für die der Buchstabe gilt. Es kann in dieser Beziehung gut als Ergänzung dienen.

Bei den meisten Nahrungsmitteln liegt irgendein Mangel vor. Bei den Mängeln, die besonders ins Gewicht fallen, ist D oder C in ein Kästchen gesetzt. In diesen Fällen ist die Ergänzung unbedingt erforderlich. Anstatt sich auf die Namen der Aminosäuren zu konzentrieren, ist es einfacher, sich die Kolonnen zu merken, wo Mängel angegeben sind. Die folgenden Beispiele zeigen, wie leicht die Benutzung der Tabellen ist.

Nehmen wir an, man möchte zum Abendessen eine Erbsensuppe servieren. Was soll man dazu wählen? Ein Blick auf Tabelle III (S. 76) belehrt uns darüber, welchen Aminosäurenmangel Erbsen aufweisen. Natürlich will man kein Nahrungsmittel mit denselben Mängeln wählen, sondern man sucht einen Ausgleich, möglichst ein Nahrungsmittel mit fettgedrucktem Buchstaben. Beim Durchblättern der Tabellen stellt man fest, daß man die Wahl hat zwischen Sesamsamen, Walnüssen, Getreide und Reis. Es ist also nur eine Frage des Geschmacks, ob die Suppe mit Sesammehl verdickt werden soll, oder ob Vollkornbrot mit Sesambutter, ein Salat mit Walnüssen oder ein Reisgericht aufgetischt werden soll.

Wie verhält es sich, wenn Kartoffelsalat auf dem Speisezettel steht? Aus der Tabelle VI auf S. 80 ist ersichtlich, daß es der Kartoffel an Isoleucin und schwefelhaltigen Aminosäuren fehlt, die nicht so leicht zu ersetzen sind. Die Lösung bieten Milchprodukte, die den Mangel wettmachen (Tabelle II, S. 75). Den Kartoffelsalat kann Quark gut ergänzen, oder man bewirkt den Ausgleich – höchst einfach – mit hartgekochten Eiern, die den erwünschten Dienst fast immer tun.

Forscher haben allerdings darauf hingewiesen, daß die Technik der Protein-Kombination aufgrund der Aminosäuren in der Praxis dadurch begrenzt werden kann, daß die erforderlichen Mengen nicht immer verfügbar sind. In Anbetracht dieser Begrenzung muß betont werden, daß man niemals den Fehler begehen sollte, die Zusammenstellung aufs Geratewohl vorzunehmen. Eine gewisse Organisation ist vonnöten, und die angegebenen Mengen, die sich auf volle Verwertbarkeit beziehen, müssen beachtet werden. Es ist experimentell erwiesen, daß die Zusammenstellung anhand der Tabellen die notwendige Ergänzung verbürgt.

III. Protein-Tabellen

1. Fische, Muscheln und Krebse

Eßbare Wassertiere sind eine erstklassige Proteinquelle. Der Proteingehalt der Fische kommt dem des Fleisches am nächsten. Das gleiche gilt für die Proteinqualität außer bei Haifisch und Rochen. Manche Fische, zum Beispiel Kabeljau und Schellfisch, stellen sozusagen reines Protein dar, das heißt, sie enthalten keine Kohlenhydrate und nur etwa 0,1 Prozent Fett. Obwohl die von mir angegebene Portion nur 100 g beträgt, kann sie 40 bis 50 Prozent des Tagesbedarfs ausmachen. Fischstückchen in der Suppe oder im Gemüse sind schmackhaft und erfüllen so den Zweck.
Die hohe Verwertbarkeit des Fischproteins (80) spricht für sich selbst, und es ist nicht verwunderlich, daß viele Völkerschaften bei einer Fisch- und Reiskost gedeihen; denn in diesem Fall wird der Lysin- und Isoleucinmangel der Reisgerichte durch den hohen Gehalt im Fisch ausgeglichen.
Die angegebenen Werte gelten für rohe Fische, Muscheln und Krebse, weil sie so errechnet worden sind. Es besteht jedoch kein Unterschied zu gekochten Gerichten, da beim Kochprozeß keine Proteine verlorengehen.

> **Hinweis auf Ergänzungsmöglichkeiten**
>
> Da Fische, Muscheln und Krebse einen starken Lysingehalt haben ($A+$), bilden sie eine Ergänzung zu Nahrungsmitteln mit Lysinmangel wie Körnerfrüchte, bestimmte Nüsse und Samen.

2. Milchprodukte

Aus der Skala auf S. 67 ist zu ersehen, daß Milchprodukte in bezug auf Proteinquantität einen geringen Grad einnehmen. Aber man lasse sich dadurch nicht irreführen, sondern bedenke die hohe Qualität und die Verwertbarkeit, die auf Tabelle II mit über 80 angegeben ist (Hühnerei 94), wohingegen Rindfleisch nur 67 aufweist.
Hier ein Beispiel für die Bedeutung der Verwertbarkeit: Eier *scheinen* weniger Protein als dicke Bohnen zu enthalten (Eier nur 13 Prozent, Bohnen hin-

gegen 21 Prozent), aber soweit es den menschlichen Körper betrifft, ist der Proteingehalt fast gleich. Warum? Die hohe Verwertbarkeit des Eierproteins bedeutet, daß es vom Körper fast vollständig verwertet wird, wohingegen der Proteingehalt der Bohnen nur teilweise genutzt werden kann.

Der verhältnismäßig geringe Proteingehalt der Milch und einiger Milchprodukte wird dadurch wettgemacht, daß man sie normalerweise in großer Menge zu sich nimmt. Zum Beispiel liefern zwei Tassen Milch mehr als ein Drittel des täglichen Proteinbedarfs. Stellen wir nun einen Vergleich mit Nudeln an, die dreimal mehr Protein enthalten als Milch. Um denselben Anteil des Tagesbedarfs zu erreichen wie bei zwei Tassen Milch, muß man *vier Tassen* gekochte Nudeln essen. Der springende Punkt ist der, daß man ohne weiteres zwei Tassen Milch trinken kann, aber nicht jeder bringt vier Tassen Nudeln hinunter!

Aus den Tabellen ist zu ersehen, daß Milch auch beim Vergleich zwischen Proteingehalt und Kalorien recht gut abschneidet. Noch eine »Tugend« macht sie empfehlenswert. Sie enthält nämlich viel Calcium. Das spielt eine Rolle, weil sich die meisten Menschen zuwenig Calcium zuführen. Aber viele scheuen vor Milch zurück – wegen ihres Fettgehalts. Das ist überflüssig, wenn man bedenkt, welche Genüsse mit Magermilch zubereitete Speisen bereiten können. Davon wird in dem Abschnitt über Einschränkung der Fettzufuhr noch die Rede sein.

Hinweis auf Ergänzungsmöglichkeiten

Da Milch einen hohen Verwertungsgrad aufweist, eignet sie sich gut als Ergänzung bei der Zusammenstellung einer Mahlzeit. Sie hat hohen Isoleucin- und Lysingehalt. Darum kann sie bei Getreideprodukten, denen es an diesen Aminosäuren fehlt, als Ergänzung dienen. Fügt man einer Tasse Weizen- oder Roggenmehl nur zwei Eßlöffel voll Trockenmagermilch zu, so wird die Proteinqualität um etwa 45 Prozent erhöht. Alle Milchprodukte haben diese Eigenschaft. Darum sind Käsebrot, Reisauflauf mit Käse und Getreideflocken mit Milch eine gute Proteinmischung. Das gleiche trifft auf die Zusammenstellung mit Nüssen und Kernen zu.

Hier einige Beispiele:	Rezepte s. S.
Milch und Reis	124 ff.
Milch und Weizen	127 ff.
Milch, Mais und Soja	143 ff.
Milch, Weizen und Erdnüsse	162 ff.
Milch und Sesamsamen	166 ff.
Milch und Hülsenfrüchte	147 ff.
Milch und Kartoffeln	169 ff.

3. Hülsenfrüchte

Hülsenfrüchte gehören zu den ersten Bodenerzeugnissen des Menschen. Schon in biblischer Zeit war ihr Nährwert bekannt. Als Daniel und anderen Kindern Israels auf Wunsch des Königs von Babylon die Verköstigung an der königlichen Tafel zuteil werden sollte, verlangte er nur Pflanzenkost (Linsen) und Wasser. Zehn Tage später sahen sie, so berichtet die Bibel, gesünder und besser genährt aus als alle anderen jungen Leute, die von der königlichen Tafel zu essen bekamen. Das ist nicht verwunderlich, denn der Proteingehalt der Hülsenfrüchte ist dem des Fleisches gleich oder übersteigt ihn sogar. Hingegen könnte man sich über die *Wahl* wundern, denn Hülsenfrüchte können sehr fade schmecken. Sie können aber die Grundlage der köstlichsten Gerichte bilden. Aus Linsen, gelben Erbsen und dicken Bohnen lassen sich wunderbare Gerichte zubereiten, und sie ergeben eine gute Zutat zu frischem grünem Salat. Berühmt ist die Bostoner Spezialität »Gebackene Bohnen«, ein Eintopfgericht, zu dem allerdings Pökelfleisch oder Speck gehört.
Obwohl Hülsenfrüchte mindestens 20 Prozent Protein enthalten, tragen sie zum Tagesbedarf weniger bei, weil ihre Verwertbarkeit diesem Prozentsatz nicht entspricht. Linsen stehen in dieser Hinsicht sogar an unterster Stelle (30). Hingegen gehören sie in qualitativer Beziehung zu den besten Lieferanten pflanzlichen Proteins. Sojabohnen und Mungobohnen weisen die höchste Verwertbarkeit auf (61 und 57), und die Qualität entspricht annähernd der des Fleisches. (Man beachte, daß Tofu – Sojaquark, der in Ostasien ein Nahrungsmittel ist – höhere Verwertbarkeit (65) hat als die ungeronnene Sojabohne.) Übrigens besteht die Neigung, Hülsenfrüchte nur in kleinen Mengen zu genießen. Von hochproteinhaltigen Lebensmitteln wie Fleisch ißt man gewöhnlich mindestens die doppelte Menge. Aber es sei daran erinnert, daß die hier angegebenen Prozentsätze für Hülsenfrüchte ohne Ergänzung durch

---

Hinweis auf Ergänzungsmöglichkeiten
Aus Tabelle III ist ersichtlich, in welchem Maße die essentiellen Aminosäuren Tryptophan und die schwefelhaltigen fehlen. Um so stärker sind Isoleucin und Lysin vertreten, an denen es bei Körnerfrüchten und Getreideprodukten mangelt. Es ist also klar, daß Hülsenfrüchte und Getreideprodukte (auch manche Nüsse und Samen) einander ergänzen. Stärke und Schwäche sind einander entgegengesetzt, so daß die Kombination günstig ist.

Beispiele:	Rezepte s. S.
Hülsenfrüchte und Reis	108 ff.
Sojabohnen, Reis und Weizen	112 ff.
Bohnen und Mais	139 ff.
Sojabohnen, Erdnüsse und Sesamsamen	155 ff.
Sojabohnen, Erdnüsse und Weizen und Reis	152 ff.
Sojabohnen, Sesamsamen und Weizen	126 ff.

andere Proteinlieferanten gelten. Ißt man sie zusammen mit Getreideprodukten, so wird der Proteinwert beim einen wie beim andern erhöht, denn die Verwertung des Gesamtgehalts steigt dann bis zu 40 Prozent.

4. Nüsse und Samen

Nach den Hülsenfrüchten folgen Nüsse und Samen, und zwar rangieren sie hinter den Hülsenfrüchten, weil man sie in viel kleineren Mengen zu sich zu nehmen pflegt, so daß sie weniger zum täglichen Proteinbedarf beitragen. Tatsächlich sind sie ebenso proteinreich wie Hülsenfrüchte, und oft ist ihre Verwertbarkeit größer.
Vergleichen wir zuerst Sesamsamen und Sonnenblumenkerne. Sonnenblumenkerne sind entschieden proteinreicher als Sesamsamen und auch von besserer Qualität, denn Sesamsamen enthalten weniger Lysin und Isoleucin. Versuche haben gezeigt, daß Sonnenblumenkerne dem Wachstum noch förderlicher sind als Fleisch. Sowohl bei Sonnenblumenkernen als auch bei Sesamsamen ist die Verwertbarkeit größer als bei den meisten Hülsenfrüchten.
Wissenswert ist die Tatsache, daß enthülste Sesamsamen ihren Calcium-, Eisen- und Thiamingehalt größtenteils und ihren Gehalt an Natrium, Stickstoff und Vitamin A vollständig verlieren. Um diesen Verlust zu vermeiden, sollte man sie mit der Schale kaufen.

Hinweis auf Ergänzungsmöglichkeiten

Nüsse und Samen zeichnen sich einerseits durch starken Gehalt an Tryptophan und schwefelhaltigen Aminosäuren und andrerseits durch Isoleucin- und Lysinmangel aus. Sesamsamen sind dafür ein treffliches Beispiel. Darum eignen sich Nüsse und Samen zur Ergänzung von Hülsenfrüchten, bei denen das Vorkommen der Aminosäuren genau entgegengesetzt ist. Ebenso kann Milch den Mangel der Nüsse und Samen wettmachen.
Experimente haben gezeigt, daß die folgenden Zusammenstellungen mit Nüssen und Samen günstig sind:

	Rezepte s. S.
Erdnüsse, Sesamsamen und Sojabohnen	155 ff.
Sesamsamen, Sojabohnen und Weizen	136 ff.
Erdnüsse und Sonnenblumenkerne	159 ff.
Erdnüsse, Weizen und Milch	162 ff.
Sesamsamen und Reis	120 ff.

Nüsse haben im allgemeinen niedrigeren Proteingehalt als die erwähnten Samen. Merkwürdigerweise kommt die einsamige Hartfrucht des Nierenbaums, die Acajounuß oder Elefantenlaus, in bezug auf Verwertbarkeit dem Sonnenblumenkern gleich (und der Sojabohne annähernd). Manche beliebte Nüsse sind auf der Tabelle nicht erwähnt, weil sie allzu kalorienreich sind. Zur Veranschaulichung: Wollte man beispielsweise den täglichen Proteinbedarf einzig und allein durch Pekannüsse decken, so müßte man ungefähr 1 ½ Pfund zu sich nehmen, was 4000 Kalorien ausmacht, also ungefähr das Doppelte der erlaubten Menge. Darum sind auf der Liste nur diejenigen Nüsse und Samen verzeichnet, die Protein liefern, ohne die Kaloriengrenze zu überschreiten. Als einzige Ausnahme sind Paranüsse aufgeführt, und zwar wegen ihres ungewöhnlich hohen Gehalts an schwefelhaltigen Aminosäuren (selten bei pflanzlichem Protein). Über den Kaloriengehalt der einzelnen Nahrungsmittel gibt die Skala auf S. 177 Auskunft.

5. Körnerfrüchte und Getreideprodukte

Fast die Hälfte der Weltprotein-Ernährung stammt von Getreideprodukten her. Das mag verwunderlich erscheinen, wenn man bedenkt, daß der Prozentsatz an Protein in Körnerfrüchten nicht hoch ist. Eine Erklärung ist darin zu sehen, daß viele Völker diese Produkte sich in großen Mengen zuführen.
Betrachten wir die Getreideprodukte einmal von mehreren Gesichtspunkten aus. Welche Proteinmenge enthalten sie? Da gibt es große Unterschiede. Weizen, Roggen und Hafer enthalten gewichtsmäßig mehr Protein als Reis, Mais, Gerste und Hirse. Auch bei der einzelnen Körnerfrucht kann der Proteingehalt schwanken: Bei Weizen liegt er zum Beispiel zwischen 9 und 14 Prozent. Die Werte, die auf der Tabelle V für Weizen angegeben sind, beziehen sich auf harten Sommerweizen, der den höchsten Proteingehalt hat. Für Fertigpräparate wird in den Vereinigten Staaten meistens eine Weizenart mit dem zweithöchsten Proteingehalt, 13 Prozent, benutzt.
Hafer rangiert auf der Liste nur deshalb so tief, weil er gewöhnlich in ausgewalzter Form genossen wird, die viel leichter ist als die Körner an sich. (Weniger Gewicht, also weniger Protein.)
Wie steht es nun mit der Qualität des Getreideproteins? Im allgemeinen ist die Verwertbarkeit gering, aber es gibt wichtige Ausnahmen. Bei Naturreis ist sie am höchsten, sogar mit Rindfleisch vergleichbar. Bei Vollweizen, Hafer und Buchweizen wird mehr Protein verwertet als bei Hülsenfrüchten. Andrerseits wird das Weizenprodukt Kleber oder Gluten, das zwar 41 Prozent aufweist, vom Körper nur zu einem Drittel verwertet. Daran dürfte der Lysinmangel schuld sein. Diese Unterschiede in Quantität und Qualität bedeuten, daß man für das Protein einen hohen Preis an Kalorien bezahlen muß,

um auf die Kosten zu kommen. Darum beachte man die Kalorien-Skala auf
S. 177 ff.

Hinweis auf Ergänzungsmöglichkeiten

Bei Körnerfrüchten und Getreideprodukten verhält es sich mit dem Aminosäurenmangel ähnlich wie bei Nüssen und Samen, und auch in diesem Fall bilden die meisten Hülsenfrüchte die geeignete Ergänzung, weil sie das fehlende Isoleucin und Lysin ersetzen können. Am einfachsten macht man sich diese Ergänzungsmöglichkeit zunutze, indem man zwei Eßlöffel voll Sojagrieß jeder Tasse voll von Getreideprodukten beifügt, angefangen vom Haferbrei bis zum Auflauf. Das verleiht dem Gericht auch Würze. Manche Hersteller von Fertigprodukten tun das bereits – ein Grund mehr, die Angaben über die Zusammensetzung sorgfältig zu lesen.

Auch Milch und Milchprodukte bilden eine gute Ergänzung zu Getreideprodukten, da sie isoleucin- und lysinhaltig sind, desgleichen Bierhefe. Man kann die zerbröselte Hefe in den Backteig mischen oder auf die Gerichte streuen.

Beispiele für geeignete Ergänzung:	Rezepte s. S.
Reis und Hülsenfrüchte	108 ff.
Mais und Hülsenfrüchte	139 ff.
Weizen und Hülsenfrüchte	130 ff.
Reis und Milch	124 ff.
Weizen und Milch	127 ff.
Weizen und Käse	127 ff.
Weizen, Erdnüsse und Milch	162 ff.
Weizen, Sesamsamen und Sojabohnen	136 ff.
Reis, Sesamsamen (Ausnahme)	120 ff.
Reis und Bierhefe	118 ff.

---

6. Gemüse

Ein Blick auf die Tabelle der Gemüse läßt erkennen, daß sie im allgemeinen nicht viel zum täglichen Proteinbedarf beitragen. Wenn ihnen die Feuchtigkeit entzogen ist (Dörrgemüse), ist ihr Proteingehalt dem der Nüsse und Samen gleich. Aber ihr Wassergehalt bewirkt, daß die Verwertbarkeit gering ist. Man darf jedoch nicht vergessen, welch andere wichtige Nährstoffe sie liefern. Darum sollte man sich vom bevorzugten Gemüse große Mengen zuführen. Auf der Tabelle ist zwar nur eine kleine Durchschnittsmenge angegeben, aber sie gilt natürlich nicht für die Praxis; wer will, kann gut die doppelte Menge essen. Mit Ausnahme der Kartoffel haben Gemüse wenig Kalorien, so daß man sich in dieser Beziehung nicht einzuschränken braucht.

Die Verwertbarkeit ist recht verschieden, was beachtet werden muß. Als besonders günstig erweist es sich, daß manche Gemüsegerichte in geschmacklicher Hinsicht durch Hinzufügung von Käse gewinnen. Das sollte man sich zunutze machen. Auch Milch verleiht Gemüse, zum Beispiel Tomaten- und Lauchsuppe, Wohlgeschmack. Buttermilch, die ja entfettet ist, leistet ebenfalls gute Dienste, wenn es gilt, mangelndes Protein zu ersetzen. Nicht zu vergessen seien hartgekochte Eier, die beispielsweise zu Spinat und Spargel gut passen. Als Beigabe zu Broccoli, grünen Erbsen und Blumenkohl eignen sich Nüsse.

Die in der Tabelle aufgeführten Gemüse können nicht als Proteinquellen betrachtet werden, da sie weniger als 2 Prozent Protein enthalten. Viele aber – grüne Bohnen, rote Rüben, Kohl, Eierpflanzen, Kohl, Lattich, Lauch, Zwiebeln, Pfefferschoten, Kürbis, Rhabarber, Radieschen, Tomaten, Mohrrüben usw. – gehören zu einer ausgewogenen Diät, weil sie die lebensnotwendigen Vitamine und Spurenelemente enthalten. Man darf sie keineswegs wegen des mangelnden Proteingehalts vom Speisezettel ausschließen.

Hinweis auf Ergänzungsmöglichkeiten bei frischem Gemüse

Da es frischem Gemüse vor allem an schwefelhaltigen Aminosäuren fehlt, sucht man bei der Zusammenstellung natürlich möglichst Nahrungsmittel aus, die sich durch starken Gehalt an schwefelhaltigen Aminosäuren auszeichnen. Aus Tabelle IV (S.77) geht hervor, daß dies bei Sesamsamen und Paranüssen der Fall ist. Sie sind also die beste Ergänzung bei frischem Gemüse wie grüne Bohnen, grünen Erbsen, Rosenkohl und Blumenkohl, wo der Isoleucingehalt dafür stark ist. Gerade an Isoleucin mangelt es bei Sesamsamen und Paranüssen.

Auch auf Tabelle V (S.78) sind bei den Körnerfrüchten Ergänzungen zu frischem Gemüse zu finden. An erster Stelle ist da Hirse zu nennen. Ganz allgemein gesagt, ist die Zusammensetzung der Körnerfrüchte derjenigen der Gemüse entgegengesetzt. Auf S. 100 ff. ist die Zusammenstellung von grünen Bohnen oder Erbsen und Reis angegeben.

Champignons, die sehr viele schwefelhaltige Aminosäuren enthalten, können gut mit Bohnen, Erbsen, Rosenkohl und Blumenkohl kombiniert werden.

---

7. Nahrhafte Zusätze

Zu den zusätzlichen proteinreichen Nährmitteln, die beim Kochen verwendet werden können, gehören Eiklarpulver, Bierhefe, Weizenkeimlinge und »Tiger's Milk«*. Bierhefe und Weizenkeimlinge zeichnen sich außerdem durch hohen Gehalt an Vitaminen und Spurenelementen aus. Ein- bis zwei Eßlöffel voll können 5 Prozent des täglichen Proteinbedarfs ausmachen.

---

* »Tiger's Milk« ist ein amerikanisches Nährpräparat in Pulverform, das vorzugsweise der Milch beigefügt wird. Es enthält Vitamine und Spurenelemente, sämtliche Aminosäuren, aber kein Fett. 35 g enthalten 11,2 Prozent Protein. Es dient nicht als Ersatz für andere Nahrungsmittel, sondern nur als Zusatz, der die notwendige Zufuhr an Nährstoffen sicherstellt. – (d. Übers.)

Ein Vergleich zwischen den Tabellen IV und V einerseits und der Tabelle VII andrerseits macht klar, welche Dienste die zusätzlichen Nährmittel leisten können. Auf den Seiten 108 ff ist die Zusammenstellung mit Reis angegeben.

8. Fleisch im Vergleich

Man beachte, daß schon 100 g Fleisch 30 bis 61 Prozent des täglichen Proteinbedarfs ausmachen. Diese Zahlen besagen, daß die ungeheuren Fleischmengen, die wir heutzutage verzehren, kaum nötig sind! Im Orient begnügt man sich mit kleinen Fleischmengen als Ergänzung zu Gemüsegerichten. Diese überlieferte Ernährungsweise mag zwar durch eine gewisse Fleischknappheit bedingt sein, entspricht aber den Bedürfnissen des menschlichen Körpers.
Gallerte, ein tierisches Protein, wird oft als Ergänzung empfohlen. Sie sollte jedoch möglichst nicht gewählt werden, weil ihr mehrere wichtige Aminosäuren fehlen. Die Verwertbarkeit hat Grad 2! Außerdem kann Gallerte die Ausnutzung des Proteins vermindern, das man sich gleichzeitig durch andere Nahrungsmittel zuführt.

Hinweis auf Ergänzungsmöglichkeiten

Hoher Gehalt an Aminosäuren, besonders an Lysin, macht es möglich, daß sogar kleine Fleischportionen den Mangel bei anderen Nahrungsmitteln ausgleichen, beispielsweise bei Getreideprodukten.
Truthahn übertrifft in dieser Beziehung alles übrige Fleisch. Durch Experimente ist erwiesen, daß man einer Mahlzeit nur ein Fünftel Truthahnfleisch hinzuzufügen braucht und bei dieser Zusammenstellung dieselbe Proteinqualität erreicht wie bei einem Essen, das lediglich aus Rindfleisch besteht!

IV. Möglichst viel Protein bei geringster Kalorienzahl

Es ist heute allgemein bekannt, daß Menschen mit Übergewicht weniger lange Lebensaussichten haben und, grob gesagt, mit einem frühen Tod rechnen müssen. Weniger bekannt ist, daß schon 10 Prozent Übergewicht die Lebensaussichten um 20 Prozent verringern. Es ist also nicht nur eine Frage des guten Aussehens, wenn man ein wenig Übergewicht hat, sondern vor allem eine Frage der Gesundheit. Darum ist es wichtig, die gebotene Proteinzufuhr auf die Kalorienzahl abzustimmen, sofern man auf die Figur zu achten hat. Es sei daran erinnert, daß die Kalorienzahl zu den Kriterien gehört, nach denen gute Proteinquellen auszuwählen sind. Mit wenigen Ausnahmen können nur diese Nahrungsmittel genügend Protein liefern, ohne daß die Kalorieneinnahme überschritten wird.

Die Kalorienzahl nimmt auf der Skala nach unten stetig zu. Es ist leicht zu sehen, daß beispielsweise Fische weniger Kalorien haben, Nüsse und Samen hingegen sehr viele. Wir wollen nun die einzelnen Gruppen und ihre besonderen Eigenschaften besprechen, und zwar im Hinblick auf ihren Kalorienwert*.

1. Wassertiere

Auf Fische als Proteinquelle kann kaum verzichtet werden. Kabeljau und Schellfisch, die an oberster Stelle stehen, sind im wesentlichen reines Protein. Jedes Gramm ihres Proteins hat 4 Kalorien. Darum sind 4 Kalorien je Gramm Protein das Mindestmaß aller Gerichte. (Jedes Gramm reiner Kohlenhydrate hat ebenfalls 4 Kalorien, ein Gramm Fett hingegen 9 Kalorien. Gewichtsmäßig haben Fette also mehr als doppelt so viele Kalorien wie Proteine und Kohlenhydrate.) Da Kabeljau und Schellfisch keine Kohlenhydrate enthalten und einen kaum meßbaren Fettgehalt haben, sind sie der richtige Mindestmaßstab.

Auch Fische, die man für kalorienreich halten könnte – zum Beispiel Ölsardinen –, sind immer noch kalorienarm, wenn man ihren starken Proteingehalt bedenkt. Entscheidend ist aber, daß man nicht allzuviel davon ißt. Das ist auch gar nicht nötig, denn schon vier mittelgroße Ölsardinen decken fast 20 Prozent des täglichen Proteinbedarfs (bei der durchschnittlichen Frau). Ölsardinen schneiden beim Vergleich mit Vollmilch, Cheddarkäse und Sojabohnen als Proteinquellen mit geringster Kalorienzahl gut ab. (Überdies sind die kleinen Sardinen, die in der Nahrungskette einen tieferen Rang annehmen als die großen Raubfische, weitaus weniger verseucht.

2. Nahrhafte Zusätze

Da zusätzliche Nährmittel nur in kleinen Mengen verwendet werden, fällt ihr Kaloriengehalt kaum in Betracht. Jedenfalls ist er bei allen gering. Weizenkeimlinge haben mehr Kalorien als die anderen, weil der Ölgehalt des Weizens größtenteils im Keimling vorkommt: im ganzen Weizenkorn sind es nur

---

* Vor einigen Jahren ist als internationale Maßeinheit das Joule eingeführt worden, das die Kalorie ersetzen soll. Tausend Kalorien entsprechen 4,184 Kilo-Joule. Wer nach Joule rechnet, muß die Kalorienangaben mit 4,2 multiplizieren.

2 Prozent, im Keimling etwa 11 Prozent. (Gewichtsmäßig enthält ja Fett doppelt so viele Kalorien wie Protein oder Kohlenhydrate.)

3. Milch und Milchprodukte

Milch und Milchprodukte stehen im Vergleich zu Fischen nicht zurück, wenn man diese Proteinquellen im Hinblick auf den Kaloriengehalt betrachtet. Wie Kabeljau und Schellfisch kann auch Magerquark als reines Protein bezeichnet werden (natürlich abgesehen vom Wassergehalt). Er enthält weniger als 1 Prozent Fett und nur 3 Prozent Kohlenhydrate.

Man beachte, daß Magermilch und Buttermilch weniger Kalorien je Gramm verwertbares Protein aufweisen als Naturjoghurt. Joghurt mit Früchten, der mit Vorliebe als besonders gesunde Nahrung angepriesen wird, weist in dieser Gruppe die meisten Kalorien auf. Man sollte sich bei der Kalorienberechnung die Tatsache zunutze machen, daß entrahmte Milch ungleich kalorienärmer ist als Vollmilch.

Auch bei Käse spielt das eine Rolle, denn man unterscheidet nach dem Fettgehalt (Fett auf Trockenmasse berechnet) folgende Käsebeschaffenheiten: Doppelrahmkäse enthält mindestens 60 Prozent Fett, Rahmkäse 50 Prozent, Vollfettkäse 45 Prozent, Fettkäse 40 Prozent, dreiviertelfett 30 Prozent, halbfett 20 Prozent, viertelfett 10 Prozent, Magerkäse weniger als 10 Prozent. Auf der Tabelle rangieren Emmentaler und Cheddarkäse nahe bei Vollmilch wegen ihres hohen Proteingehalts. Käse enthält 18 bis 36 Prozent Protein im Gegensatz zu Vollmilch, die nur 4 Prozent enthält! Das heißt, man braucht nur eine kleine Menge zu essen. 60 g Käse liefern ungefähr 30 Prozent Protein des Tagesbedarfs; die Kalorienzahl (200) macht aber nur ungefähr 10 Prozent der zulässigen Durchschnittsmenge aus.

4. Gemüse

Frisches Gemüse kann als Gegenstück zum Käse betrachtet werden. Der Fettgehalt ist gleich Null, doch auch der Proteingehalt ist nicht viel höher, so daß man sehr viel zu sich nehmen muß, um sich eine ins Gewicht fallende Proteinmenge zuzuführen. Man müßte zum Beispiel fast drei Viertel Pfund Broccoli essen, bevor man sich die Kalorienzahl einverleiben würde, die in einem 3 ccm großen Käsewürfelchen enthalten ist.

Doch sogar bei den kalorienarmen Gemüsen gibt es Unterschiede, wie aus der Skala zu ersehen ist. Broccoli haben etwa halb so viele Kalorien wie grüne Erbsen und Bohnen, während Kartoffeln am meisten aufweisen.

5. Hülsenfrüchte

Vom Kalorienstandpunkt aus bestehen auch bei den Hülsenfrüchten erhebliche Unterschiede. Sojaquark (Tofu) hat die wenigsten Kalorien im Verhältnis zur Proteinverwertung, weil bei der Zubereitung das meiste Fett verlorengeht. Tofu ist wahrlich eine gute Proteinquelle. Leicht sautiert mit frischem Gemüse deckt Tofu einen guten Teil (19 g) des täglichen Proteinbedarfs, ohne daß mehr als 7 Prozent der erlaubten Kalorienmenge überschritten werden.

Die Unterschiede bei den Hülsenfrüchten beruhen nicht auf unterschiedlichem Fettgehalt, sondern in erster Linie auf der unterschiedlichen Proteinqualität. Linsen stehen zum Beispiel so weit unten in der Skala, weil sie die niedrigste Verwertbarkeit aufweisen. Um sich 1 g Protein einzuverleiben, muß man entsprechend mehr Linsen (und damit Kalorien) zu sich nehmen.

Hülsenfrüchte gelten wie Käse als »dickmachend«. Aber im Verhältnis zur Proteinmenge, die beispielsweise Sojabohnen liefern, stehen sie auf einer Stufe mit grünem Gemüse! Bei den meisten Hülsenfrüchten wird die Höchstzahl der erlaubten Kalorien gar nicht erreicht, nur die Hälfte oder zwei Drittel je Gramm verwertetes Protein. Das ist gut so, denn es bedeutet, daß man den täglichen Proteinbedarf in Form von Hülsenfrüchten befriedigen könnte und immer noch die Hälfte oder ein Drittel der zulässigen Kalorien für andere gute Dinge übrig hätte.

6. Körnerfrüchte und Mehl

In dieser Rubrik ist die Spanne besonders weit. Entfettetes Sojamehl, das nicht von einem Getreide, sondern von einer Hülsenfrucht abstammt, aber heute immer mehr zum Backen verwendet wird, ist der unumstrittene Sieger mit nur 11 Kalorien je 1 g verwertbares Protein, womit es in dieser Beziehung der Magermilch gleichkommt. Klebermehl steht im Rang von Vollmilch und Cheddarkäse, weil seine Verwertbarkeit geringer ist.

Die Verschiedenheit der Körnerfrüchte und ihrer Produkte rührt größtenteils vom unterschiedlichen Proteingehalt her, das heißt vom Prozentsatz nach Gewicht. Deshalb muß man sich mit Gerste, Hirse, Mais oder Reis mehr Kalorien einverleiben als mit Hafer, Vollkornroggen- und weizen, um eine bestimmte Proteinmenge zu erlangen. Ja, nach dem Kalorienkriterium dürfen Maismehl und Reis überhaupt nicht als gute Proteinquelle angesehen werden! Reis hat ungefähr 69 Kalorien je Gramm verwertbares Protein und Maismehl etwa 80. Beide stehen auf der Liste, weil sie in vielen Gegenden eine Proteinquelle bilden. Um den Kalorienreichtum wettzumachen, sollte man sie mit Nahrungsmitteln zusammen essen, die sowohl ihren Proteingehalt (Ei im Maisbrot) als auch ihre Proteinqualität (Reis mit dicken Bohnen zum Beispiel) erhöhen.

7. Nüsse und Samen

Alle Nüsse und Samen stehen in der unteren Hälfte der Tabelle, was bedeutet, daß sie zwischen 30 und 60 Kalorien je Gramm verwertbares Protein haben. Doch wie Käse und Hülsenfrüchte sind sie so proteinreich, daß sie trotz hohem Fettgehalt nicht mehr ins Gewicht fallen als Vollkornprodukte. (Manche Nüsse sind nicht aufgeführt, weil bei ihnen das Verhältnis zwischen Kalorien und verwertbarem Protein 60 zu 1 überschreitet.)
Vielleicht wundert man sich, daß Sonnenblumenkerne und Sesamsamen so weit voneinander getrennt sind. Sesamsamen haben je Gramm verwertbares Protein 57 Kalorien, Sonnenblumenkerne hingegen 40, und zwar aus dreierlei Gründen. Im Vergleich zu Sonnenblumenkernen haben Sesamsamen einen etwas höheren Fettgehalt, 20 Prozent weniger Proteingehalt und geringere Verwertbarkeit.

8. Verwendung von fettarmen Milchprodukten

Vermutlich widerstrebt es vielen, von Milchprodukten in vermehrtem Maße Gebrauch zu machen, um die Proteinzufuhr zu erhöhen. Wegen des hohen Fettgehalts verbannen manche diese aus der Küche, weil sie befürchten, an Körpergewicht zuzunehmen. Andere machen sich Sorgen wegen des Cholesterins, über das viele irrige Ansichten bestehen. (In Wirklichkeit enthalten die meisten Käsesorten nur etwa 20 Prozent mehr Cholesterin als das meiste Fleisch, und Vollmilch enthält nach Gewicht sechsmal weniger Cholesterin als Fleisch.) Wieder andere scheuen Milchprodukte, weil sie wissen, daß sich pestizide Rückstände in tierischem Fett anhäufen, und dieser Verseuchung entgehen möchten.
Doch was man auch vermeiden möchte, ob Kalorien, Cholesterin oder Umweltverseuchung, es ist nicht nötig, auf den Genuß von Milchprodukten zu verzichten, wenn wir uns die fettarmen zunutze machen. Das kulinarische Potential der fettarmen Milchprodukte ist im Rahmen unserer Eßkultur noch weitgehend unerforscht geblieben, weil man sie als »Diätnahrung« deklariert hat. Darum ist es nicht verwunderlich, daß viele der besten Rezepte, die auf fettarmen Milchprodukten beruhen, aus anderen Ländern stammen.
Hier nun einige Vorschläge für wohlschmeckende Speisen, die dank fettarmen Milchprodukten Protein zuführen und gleichzeitig beim Kaloriensparen helfen.

Buttermilch

Buttermilch als Erfrischungsgetränk. In Indien hegt man eine Vorliebe für »Lassi«, ein Getränk, das aus einer schaumigen Mischung von Joghurt, Zucker und zerdrücktem Eis besteht. Mit einem Mixer können auch wir uns dieses Erfrischungsgetränk zubereiten, und zwar mit Buttermilch, die weitaus billiger ist als Joghurt. In geschmacklicher Hinsicht kommt es aufs gleiche heraus. Man füllt den Mixer mit 1 ½ Tasse zerdrücktem Eis, einer ²/₃ Tasse Buttermilch und Zucker nach Geschmack (nicht zuviel, weil gerade der leicht säuerliche Geschmack sehr angenehm ist). Dazu kommt Obst; Banane und Ananas sind eine besonders wohlschmeckende Zusammenstellung. Man kann sich aber auch mit dem Saft einer halben Zitrone oder Tangarine begnügen. Zuerst wird langsam gemixt, dann mit Höchstgeschwindigkeit, bis das Getränk schaumig und das Eis wie Schnee ist. Eine köstliche Erfrischung!

Buttermilch als süße Beigabe. Mischt man Buttermilch mit Apfelmus, so erhält man einen leckeren Brotaufstrich, und Buttermilch mit Rohzucker ist eine gute Beigabe zu Zerealien, am besten zu Haferbrei. Mit Buttermilch kann man aus übriggebliebenem kaltem Reis schnell einen wohlschmeckenden Pudding herstellen, indem man außerdem Zucker, Rosinen und gehackte Nüsse hinzufügt.

Buttermilchsauce zu Gemüse. Im Wasserbad wird etwas Butter geschmolzen. Man rührt 1 Eßl. Mehl, ¼ Teel. Aromat, ½ Teel. Salz, eine Prise Pfeffer und Paprika hinein und läßt 1 bis 2 Minuten kochen. Dann fügt man unter stetem Umrühren 1 Tasse Buttermilch hinzu, zum Schluß noch ein geschlagenes Ei. Man schlägt die Sauce mit dem Schneebesen und läßt sie zur gewünschten Konsistenz eindicken. Sie eignet sich gut als Beigabe zu Gemüse, vor allem zu Spargel und Broccoli.

Joghurt

Aufstrich. Im Nahen Osten stellt man aus Joghurt einen Aufstrich her, der »Labneh« heißt. Er besteht aus nichts anderem als aus Joghurt, dem das Wasser entzogen worden ist, so daß er eine Konsistenz wie saurer Rahm erhält. (Man beachte, daß saurer Rahm ungefähr 82 Kalorien je Gramm verwertbares Protein hat, Joghurt hingegen weniger als 20.)

Das Verfahren ist einfach: Man hängt ½ l Joghurt, der nicht umgerührt werden darf, in einem geschlossenen sauberen Beutel über dem Ausguß auf und läßt die Flüssigkeit nachtsüber abtropfen. Am folgenden Tag hat man »Labneh«, der nach Belieben gewürzt wird und als Aufstrich dient.

Mehrzwecksauce. Mit Joghurt kann man alle möglichen Saucen zubereiten, sowohl pikante zu Gemüse als auch süße zu Auflauf und Pudding. Die Sauce wird mit einem verquirlten Ei im Wasserbad zu gewünschter Konsistenz geschlagen.

Ricottakäse

Brotaufstrich. Der milde, weiche Ricottakäse hat nur 14 Kalorien je Gramm verwertbares Protein, also weniger als Magerjoghurt. Außerdem ist das Protein, das er liefert, billiger! Er ist nicht nur zum Kochen zu verwenden, sondern auch als Brotaufstrich. Eine Brotscheibe mit einem dicken Stück Ricotta, das ein Klecks Orangenmarmelade krönt, ist ein Hochgenuß. Um sich noch mehr Protein zuzuführen, kann man den Käse mit gehackten Nüssen und zum Süßen außerdem mit gehackten Datteln mischen.
Ricottakäse als Ersatz für sauren Rahm. Verdünnt man den weichen Ricottakäse mit etwas Milch, so kann er ebenso wie Quark als Ersatz für kalorienreichen sauren Rahm dienen. Ein Beispiel dafür, wie er sich zu Reis (und auch zu Teigwaren) verwenden läßt, ist das Reisgericht auf S. 125. Auch als Füllung für Eierkuchen verleiht Ricottakäse pikanten Geschmack. Den Möglichkeiten sind keine Grenzen gesetzt!

Quark

Schnellimbiß. Da schon 6 Eßl. Quark ein Drittel des täglichen Proteinbedarfs decken, verdient er besondere Aufmerksamkeit. Um rasch einen Imbiß zuzubereiten, mischt man in den Quark etwas Apfelmus und Zimt (dazu gehackte Nüsse, wenn man will). Ob mit Kümmel, Paprika oder gehacktem Knoblauch und einer Tomatenscheibe, der nahrhafte Quark ist immer gut.
Dips. Glattgerührter Quark ist eine der köstlichen Grundlagen für Dips. Da kann die Phantasie schalten und walten! Versuchen Sie es einmal mit einem Quarkdip, der gehackte Muscheln, feingehackte Zwiebel und Thymian enthält – Ihre Gäste werden Sie nach dem Rezept fragen.
Quarkkuchen. Das ist etwas für Leckermäuler. Die folgenden Bestandteile werden mit dem Mixer glattgerührt: 1 Pfd. Quark, 1 Tasse Zitronenjoghurt, 3 Eidotter, 1 Tell. Vanille-Essenz, 1 Eßl. Zitronensaft, die abgeriebene Schale einer Zitrone, $^1\!/_2$ Tasse Honig, $^1\!/_4$ Tell. Salz und $^1\!/_4$ Tasse Vollweizenmehl. Man zieht 3 steifgeschlagene Eiklar darunter und gießt das Ganze in eine Springform, die mit einem Mürbeteig ausgeschlagen ist. Der Mitte zu höher streichen. Bei guter Mittelhitze 1 Stunde im Ofen backen und erkalten lassen. Dazu kann man frische Beeren servieren.

Vierter Teil: Zusammenstellung vegetarischer Mahlzeiten zwecks Erhöhung des Proteingehalts

Nun gilt es, die vielen Tatsachen und Statistiken im Hausgebrauch anzuwenden und zum eigentlichen Vergnügen zu gelangen – zum guten Essen. Vielleicht hat man den Eindruck gewonnen, daß meine Forderung, die Gaben unserer Erde vernünftiger zu nutzen, die Freude am Essen eher schmälert und das Kochen zu einer langweiligen und komplizierten Sache macht. Mitnichten! Man braucht nur ein wenig zu experimentieren, und sowohl die Schaffenslust als auch der Geschmackssinn werden Ihnen sagen, daß das Gegenteil der Fall ist.
Wichtig ist es, Zusammenstellungen zu entdecken, bei denen die mangelnden Aminosäuren ergänzt werden. Das Ergebnis ist höhere Proteinqualität, das heißt verstärkte Zufuhr von Proteinen, die vom Körper verwertet werden. Die hier aufgeführten Zusammenstellungen sind wissenschaftlich erprobt, größtenteils von Ernährungswissenschaftlern, denen es darauf ankommt, die Menschheit vom Proteinmangel zu heilen.

I. Vergleich mit den Fleischwerten

Jede Zusammenstellung der Mahlzeiten beginnt mit einem Vergleich zwischen den komplementären Nahrungsmitteln und Beefsteak. Ißt man zum Beispiel dicke Bohnen und Reis zusammen, so bedeutet das, daß dem Körper etwa 43 Prozent mehr Protein zugeführt werden als bei getrennter Verwendung. Der Vergleich mit dem Fleisch ist eklatant.
Bei den Vergleichen mit Fleisch handelt es sich jeweils um das Protein, das vom Körper verwertet wird, und zwar beziehen sich die Angaben einerseits auf den Gehalt des Nahrungsmittels an sich und andrerseits auf die Kombination zweier Nahrungsmittel, die einander ergänzen. Wie diese Werte ausgerechnet werden, ist auf S. 178 erklärt.
Bei den Rezepten mag es auffallen, daß das Verhältnis zwischen den Bestandteilen manchmal vom »idealen Verhältnis« abweicht, das für die betreffende Zusammenstellung gilt. Es hängt nämlich immer davon ab, ob es sich um ein hochqualitatives Protein wie das der Milch handelt oder um ein

Protein, das wie dasjenige der dicken Bohnen von geringerer Qualität ist. Die hier vorkommenden Abweichungen beziehen sich fast immer auf eine Zusammenstellung mit einer unverhältnismäßig großen Menge hochqualitativen Proteins. In einem solchen Falle macht das hochqualitative Protein die Mängel im Aminosäurenschema wett (zum Beispiel, wenn eine kleine Menge Milchprotein eine viel größere Proteinmenge im Weizen ergänzt). Der Rest des Milchproteins wird aufgrund seiner eigenen Qualität vom Körper verwertet. Hochqualitatives Protein wie das der Milchprodukte braucht den Proportionen nicht zu folgen, weil es sozusagen »auf seinen eigenen Beinen« stehen kann. Der Wert der angegebenen Proportionen besteht darin, daß man erkennt, welche Mindestmenge an hochqualitativem Protein notwendig ist, wenn das weniger qualitative Protein verbessert werden soll.

Anders verhält es sich, wenn ein Protein von geringer Qualität wie das der dicken Bohnen in unverhältnismäßig großer Menge vorhanden ist. In diesem Fall kann das Bohnenprotein nur aufgrund seiner eigenen (geringen) Qualität vom Körper verwertet werden. Bei Bohnen würde das meistens bedeuten, daß das Übermaß vom Körper knapp zur Hälfte verwertet werden könnte. Genau das muß vermieden werden. Darum sind die vorliegenden Rezepte so abgestimmt, daß alle Gerichte, die übermäßig viel Protein von geringer Qualität aufweisen, entsprechende Ergänzung erfahren (oft mit überraschender Geschmacksverbesserung!). Es ist also wichtig, daß die Zusammenstellung beachtet wird.

Die Vergleiche mit Fleisch verdeutlichen, wie vorteilhaft es ist, wenn man bestimmte Nahrungsmittel kombiniert, und warum die angegebenen Proportionen eingehalten werden sollten, wenn man beim Kochen selbstschöpferisch vorgeht. Von der Frage der Proteinquantität lasse man sich nicht beirren. Der Gedanke, daß Pflanzenprotein mengenmäßig hinter Fleischprotein zurücksteht, ist abwegig. Man muß vielmehr bedenken, daß der Tagesbedarf an Protein nur durch 350 g Fleisch befriedigt werden kann.

Die Frage der Proteinquantität wird gesondert behandelt. Bei jedem Rezept ist angegeben, wieviel Gramm verwertbares Protein eine Portion enthält, und welchem Prozentsatz des täglichen Proteinbedarfs dies entspricht. Da der Proteinbedarf auf dem Körpergewicht beruht, bezieht sich der Prozentsatz auf das Durchschnittsgewicht von 128 Pfund bei Frauen und 154 bei Männern.

1. Zeitbeanspruchung

Es ist gut möglich, daß der eine oder andere finden wird, diese neue Art des Kochens nehme ungebührlich viel Zeit in Anspruch. Es gibt ja keine vorfabrizierten Lebensmittel mit komplementärer Proteinkombination zu kaufen!

Um diese Frage beantworten zu können, stellte ich einen Versuch an. Wieviel länger dauert es, Maisbrot (Rezept S. 144) von Grund auf selbst zu backen, anstatt den fertigen Teig zu benutzen? Zu meiner eigenen Verwunderung war der Unterschied nicht groß. In beiden Fällen mußte ich die Utensilien hervorholen, den Teig zurechtkneten, das Blech einfetten, das Brot in den Ofen schieben und hervorholen und zum Schluß die Utensilien abwaschen. Der einzige Unterschied bestand darin, daß ich dem Teig einige Ingredienzen hinzufügen mußte. So ähnlich verhält es sich mit allen Nahrungsmitteln, die man heute vorfabriziert zu kaufen pflegt.

Mit der Zeit fand ich einige Tricks, die das Kochen vegetarischer Nahrung schneller, leichter und potentiell schöpferischer machen:

Vorräte. Wenn alle grundlegenden Bestandteile (Getreideprodukte, Mehl, Dörrgemüse, Hülsenfrüchte, Nüsse und Samen) in dicht verschlossenen Behältern möglichst in Reichweite aufbewahrt werden – nicht erst zusammengesucht werden müssen! –, ist es leicht, die richtigen Zusammenstellungen zu befolgen und mit neuen Kombinationen zu experimentieren.

Utensilien. Waage und Maßtasse sollten stets zur Hand sein.

Zerkleinern. Frisches Gemüse muß oft zerkleinert werden. Man scheue die Ausgabe nicht, sondern kaufe sich einen Zerkleinerungsapparat. Nicht jeder kann mit dem Hackmesser umgehen wie der Fernseh-Koch, und mit einem Apparat ist zum Beispiel eine Zwiebel schnell gehackt.

Mischen. Ein elektrischer Mixer bietet beim Kochen so viele Möglichkeiten und erspart so viel Zeit, daß man ihn sich anschaffen sollte, wenn man es sich nur irgendwie leisten kann. Beim Kauf achte man jedoch darauf, daß ein Mixer mit zwei Geschwindigkeitsgraden genauso gute Dienste tut wie die sehr teuren mit mehreren Geschwindigkeiten.

Dampfkochtopf. Es ist falsche Sparsamkeit, sich keinen Dampfkochtopf zu leisten. Nicht nur ist die Kochzeit wesentlich verkürzt, sondern es bleiben auch die Vitamine und Spurenelemente besser erhalten.

Kochgewohnheiten. Rein vegetarische Küche erfordert auch eine Umstellung beim Kochen. Um es mit einer Schnellimbißküche einigermaßen aufnehmen zu können, tut man gut daran, zum Beispiel Hülsenfrüchte in großer Menge zu kochen und einen Teil davon einzufrieren, am besten in gesonderten kleineren Portionen. Dann hat man sie zur Hand, wenn sie als Ergänzung gebraucht werden.

Sojabohnen kann man pürieren, mit Nußbutter mischen und würzen. Diesen Brotaufstrich bewahrt man im Kühlschrank auf.

Es ist keineswegs nötig, eingewurzelte Koch- und Eßgewohnheiten von heute auf morgen zu ändern. In meiner Familie war es vielmehr ein langsamer Prozeß. Je mehr wir entdeckten, welche Köstlichkeiten die vegetarische Küche birgt, und welche Möglichkeiten der Pflanzenkost wir bisher außer acht gelassen hatten, um so mehr büßte der Fleischgenuß an Reiz ein. Wir schworen dem Fleisch keineswegs ab, um der Menschheit ein Opfer zu bringen! Das Fleisch spielte einfach mit der Zeit eine immer unbedeutendere Rolle, während wir neue Mittel und Wege fanden, unseren täglichen Proteinbedarf mit pflanzlicher Kost zu decken.

II. Proteinhaltige vegetarische Rezepte

Alle Angaben beziehen sich, wenn nicht anders vermerkt, auf rohe Bestandteile.

1. Reis und Hülsenfrüchte (Bohnen, Erbsen)

Ergänzendes Verhältnis:
1 Tasse Bohnen $2^2/_3$ Tassen Reis

VERGLEICH MIT FLEISCH	
I. Einzeln gegessen:	Verwertbares Protein entspricht:
1 $^1/_2$ Tassen Hülsenfrüchte	240 g Beefsteak
4 Tassen Reis	200 g Beefsteak
	440 g Beefsteak
II. Zusammen gegessen: 43 Prozent mehr	
1 $^1/_2$ Tassen Hülsenfrüchte und 4 Tassen Reis	540 g Beefsteak

Man wird in diesen Rezepten und Zusammenstellungen Reis häufig finden. Doch da das Vorkommen der Aminosäuren bei Hafer, Weizen, Roggen, Gerste usw. gleich ist wie bei Reis, kann man ihn gut mit andern Körnerfrüchten ersetzen. Hier wird er angeführt, weil er bei den wissenschaftlichen Kombinationsproben benutzt wurde. Für diese Tests wurde er vermutlich gewählt, weil Reis in vielen Entwicklungsländern das hauptsächliche Nahrungsmittel ist.

Bohnen-Reis-Gericht nach brasilianischer Art (Feijoada) 6 Portionen

Durchschnittsportion = 11 g verwertbares Protein
26 bis 31 Prozent des täglichen Proteinbedarfs

BOHNEN:
- 1 Tasse dicke Bohnen
- 3 Tassen Gemüsebrühe oder Wasser (ev. 1/2 Tasse Wein)
- 1 gr. Zwiebel, gehackt
- 2 Knoblauchzehen, gehackt
- 1 Lorbeerblatt
- 1/4 Teel. Pfeffer
- 1 Orange, ganz oder halbiert
- 1/2 Eßl. Salz
- 2 Selleriestangen, gehackt
- 1 Tomate, gehackt

Zwiebel und Knoblauch werden in etwas Öl gedünstet. Man fügt die Bohnen hinzu und bringt sie in der Brühe mit Lorbeerblatt und Pfeffer zum Sieden, läßt 2 Minuten lang auf kleiner Flamme köcheln und danach, den Topf zugedeckt, 1 Stunde stehen. Nun werden Orange, Salz, Sellerie und Tomate dazugetan. Mit nicht ganz verschlossenem Deckel sollen die Bohnen noch 2 bis 3 Stunden leicht kochen, bis sie gar sind. Man nimmt eine Kelle voll Bohnen heraus, zerdrückt sie und tut den Brei wieder in den Topf. Ein Weilchen weiterkochen lassen, bis der Bohnenbrei das Gericht verdickt hat.

REIS:
- 2 Tassen Naturreis, gekocht
- 1 Zwiebel, gehackt
- 3 Knoblauchzehen, feingehackt
- 2 Eßl. Öl
- 2 Eßl. Butter
- 2 Tomaten, geschält, zerstückelt

Zwiebel und Knoblauch werden in Öl und Butter gedünstet, bis die Zwiebel goldgelb ist. Mit den hinzugefügten Tomaten ein paar Minuten lang leicht kochen lassen. Der Reis wird hineingerührt und auf kleiner Flamme warmgehalten.

SAUCE ZUM REIS:
- 1 Tasse Zitronensaft
- 1 kl. Zwiebel
- 2 Knoblauchzehen
- 1 Tomate, geschält
- 1 Eßl. grüne Jalapena-Sauce oder 2 grüne Paprikaschoten aus der Büchse

Alle Zutaten mit dem Mixer glattrühren.

Oder:
- 1 Tomate, geschält
- Grüne Paprikaschoten aus der Büchse, nach Geschmack
- 1 Eßl. Salz
- 2 Knoblauchzehen
- Saft einer Zitrone
- 1 Zwiebel, gehackt
- 1/4 Tasse Essig
- Schalotte, Petersilie nach Geschmack

Die ersten vier Zutaten werden mit dem Mixer glattgerührt. Dann kommen die übrigen Zutaten hinzu, kurz vor dem Auftragen rührt man ein wenig Flüssigkeit aus dem Bohnentopf hinein.

GEMÜSE:
- 1 1/2 Pfund Kohlrabi oder Kohl
- 1 Knoblauchzehe, feingehackt
- 1 Orange, geschält, zerteilt
- 6 gehäufte Teel. geröstetes Sesammehl

Jede Portion des gekochten Gemüses wird mit 1 gehäuftem Eßl. geröstetem Sesammehl bestreut und mit einem Orangenschnitz garniert. (Sesam gehört zwar nicht zur brasilianischen Küche, aber er dient hier als Ausgleich, weil mehr Bohnen verwendet werden, als dem ergänzenden Bohnen-Reis-Verhältnis entspricht.

Bohnen-Reis-Gericht nach römischer Art — 8 bis 10 Portionen

Durchschnittsportion = 11 g verwertbares Protein
26 bis 31 Prozent des täglichen Proteinbedarfs

1½ Tassen dicke Bohnen	1 Teel. getrockn. Basilikum
Öl nach Bedarf	1 Teel. getrockn. Oregano
2 gr. Zwiebeln, feingehackt	2 gr. Tomaten, zerzupft
2 Knoblauchzehen, zerdrückt	4 bis 5 Teel. Salz
1 bis 2 Mohrrüben, feingehackt (nach Belieben)	Pfeffer nach Geschmack
1 Stange Sellerie	4 Tassen Naturreis
⅔ Tassen Petersilie	¼–½ Tasse Butter oder Margarine
	1 Tasse Parmesan, gerieben

Zwiebeln, Knoblauch, Mohrrüben, Sellerie, Basilikum, Oregano und Petersilie werden in Öl geschmort, bis die Zwiebeln goldgelb sind. Dann fügt man Tomaten, Salz, Pfeffer und die gekochten Bohnen hinzu. Dem mit 4 Teel. Salz gekochten Reis werden Butter und Käse beigefügt. Beide Teile werden nun vermischt. Man kann das Gericht mit noch mehr Petersilie und geriebenem Käse garnieren.

Curryreis mit dicken Bohnen — 6 Portionen

Durchschnittsportion = 14 g verwertbares Protein
32 bis 39 Prozent des täglichen Proteinbedarfs

2 Tassen Naturreis, gekocht	1 mittelgr. Zwiebel, in Würfel geschnitten
¾ Tasse dicke Bohnen, gekocht	2 Knoblauchzehen, gehackt
2 Eßl. Butter	2 kl. Zucchetti, in Würfel geschnitten
2½ Eßl. Vollweizenmehl	2 mittelgr. Mohrrüben, in Würfeln
2 Tassen Milch	1 Eßl. Zitronensaft
¾ Tasse Trockenmagermilch	1 Eßl. Honig
Öl nach Bedarf	2 Teel. Currypulver
¼ Tasse Sesammehl	1 Teel. Salz

Bohnen und Reis (gekocht) werden gemischt und in eine eingeölte Kasserolle getan. Aus Butter, Mehl, Trockenmilch und Milch stellt man eine sämige Sauce her. Die Gemüse werden mit dem Sesammehl geschmort, bis die Zwiebelwürfel glasig sind; nur die Zucchetti gibt man erst in der letzten Mi-

nute bei. Zitronensaft, Honig, Currypulver und Salz werden in die sämige Sauce gerührt, zum Schluß die Gemüse. Diese Gemüse-Curry-Sauce gießt man über die Bohnen-Reis-Mischung. Das Eintopfgericht wird bei mittlerer Hitze (180 °C) 20 bis 30 Minuten im Ofen gebacken.
Bei diesem Rezept wird das Sesamprotein durch das Milchprotein verbessert.

Bohnen-Reis-Gericht nach indischer Art 4 Portionen

Durchschnittsportion = 5 g verwertbares Protein
12 bis 14 Prozent des täglichen Proteinbedarfs

$1/2$ Tasse dicke Bohnen, mit 1 Lorbeerblatt gekocht
Öl nach Bedarf
$3/4$ Tasse Zwiebel, gehackt
Nüsse oder Samen, nach Belieben
1 Knoblauchzehe, zerdrückt

1–2 Tassen gehacktes Gemüse (Mohrrüben, Sellerie, Champignons, Bambusschößlinge usw.)
Sojasauce
$1^{1}/_{3}$ Tassen Naturreis, gekocht

Eine sehr große Bratpfanne wird eingefettet. Bei mittlerer bis starker Hitze wird das Gemüse, angefangen mit den Zwiebeln, schnell geschmort, bis alles heiß und eingeölt ist. Das Gemüse soll nicht gargekocht werden, sondern halbroh bleiben. Der gekochte Reis wird hineingerührt und mit Sojasauce (ungefähr 1 Eßl.) besprenkelt. Wenn der Reis heiß ist, kommen die gekochten Bohnen (ohne das Lorbeerblatt) dazu. Das Gericht wird nochmals mit Sojasauce besprengelt, mit Nüssen und Kernen nach Belieben garniert und sofort aufgetragen.

Masala Dosai (Indische gefüllte Pfannkuchen) 6 Portionen

Durchschnittsportion = 8 g verwertbares Protein
19 bis 22 Prozent des täglichen Proteinbedarfs

1 Tasse Naturreis
1 Tasse halbierte gelbe Erbsen
1 Teel. Salz
$1/2$–$3/4$ Tasse Buttermilch

$3/4$ Tasse Sesammehl
1 bis 2 Teel. Currypulver
1 kl. Zwiebel, gehackt
2 Eßl. Öl

Reis und Erbsen werden getrennt über Nacht in Wasser eingeweicht. Ein Drittel der Erbsen wird gargekocht. Die übrigen Erbsen und der Reis werden zusammen zermahlen, wobei man, wenn nötig, Wasser zu Hilfe nimmt, damit ein feiner Brei entsteht. Man fügt Salz hinzu und schlägt die Mischung zu einem leichten Teig. Den Teig läßt man 12 Stunden an einem warmen Ort gären. Dann wird er mit der Buttermilch erneut geschlagen. Überlieferungsgemäß sind die Pfannkuchen dünn. Sie werden in einer eingeölten heißen Pfanne auf beiden Seiten gebräunt. Auf jeden Pfannkuchen kommt 1 Eßl. Füllung. Die gefalteten Pfannkuchen werden in der zugedeckten Bratpfanne noch ungefähr 1 Minute gedünstet.

Für die *Füllung* werden Sesammehl, Currypulver und Zwiebel in Öl gedünstet, bis die Zwiebel goldgelb ist. Die gekochten Erbsen werden püriert und dazugetan. Wenn man will, kann man weniger Sesammehl verwenden und die Pfannkuchen mit einem Klecks Joghurt servieren.

2. Reis und Sojabohnen

Ergänzendes Verhältnis:
1/4 Tasse Sojabohnen oder   2 1/2 Tassen Reis
1/2 Tasse Sojamehl oder
240 g Sojaquark

VERGLEICH MIT FLEISCH	
I. Einzeln gegessen:	Verwertbares Protein entspricht:
1/2 Tasse Sojabohnen	140 g Beefsteak
5 Tassen Reis	260 g Beefsteak
	400 g Beefsteak
II. Zusammen gegessen: 32 Prozent mehr	
1/2 Tasse Sojabohnen und 5 Tassen Reis	525 g Beefsteak

Vielleicht möchte man mehr Sojabohnen essen, als dem Verhältnis zu einer bestimmten Reismenge entspricht. Um so besser. Das zusätzliche Sojaprotein wird vom Körper der Qualität entsprechend verwertet, die ohnehin ziemlich hoch ist, besonders beim Sojaquark. Bei allen Gerichten, die Tofu (Sojaquark) enthalten, wird das oben angegebene Verhältnis in günstigem Sinne überschritten. (Um daran zu erinnern: In vielen Fällen haben die Rezepte nur den Mindestgehalt an Protein, der zur Ergänzung notwendig ist.)

Sojabohnen-Auflauf 6 Portionen

Durchschnittsportion = 11 g verwertbares Protein
26 bis 31 Prozent des täglichen Proteinbedarfs

$1/2$ Tasse getrocknete Sojabohnen, gekocht	2 Teel. Salz
2 Tassen Maiskörner	Paprika
2 Tassen Tomaten aus der Büchse	$1/4$ Tasse Tomatenpüree
1 Tasse Zwiebeln, gehackt	3 EBl. Bierhefe
$1/2$ Tasse Sellerie, gehackt	$1/2$ Tasse Brühe
1 Knoblauchzehe, zerdrückt	Weizenkeimlinge
1 Teel. Thymian	$1/3$ Tasse gerieb. Käse
1 Teel. Bohnenkraut	Butter
	$2^1/_2$ Tassen Naturreis, gekocht

Man mischt (gesondert) einerseits Sojabohnen, Mais, Tomate, Zwiebel, Sellerie, Knoblauch, Würzkräuter, Salz und andererseits Tomatenpüree, Bierhefe, Brühe.
Die Hälfte des gekochten Reises wird auf den Boden einer eingefetteten großen Auflaufform gelegt, darauf die Gemüsemischung, die mit dem Tomatenpüree bestrichen wird. Das Ganze bedeckt man mit dem übrigen Reis. Mit geriebenem Käse und dann mit Weizenkeimlingen bestreuen. Mit Butterflöckchen besetzt, wird der Auflauf 30 Minuten bei mittlerer Hitze (180 °C) im Ofen gebacken. Er sollte eine knusprige Kruste erhalten.

Vegetarische Kohlrouladen 4 Portionen

Durchschnittsportion = 9 g verwertbares Protein
21 bis 25 Prozent des täglichen Proteinbedarfs

$1^1/_4$ Tassen Naturreis und	$1/2$ Teel. Salz
$1/8$ Tasse Sojagrieß, zusammen gekocht	90 g Tomatensauce (wenn erwünscht, mit 1 EBl. Rohzucker gesüßt)
1 Zwiebel, gehackt, in Öl gedünstet	
$1/2$ Tasse Pinienkerne oder geröstete Sonnenblumenkerne	12 ganze Kohlblätter, kurz in kochendem Wasser aufgewellt
1 knapper EBl. Kümmel	1 Tasse Joghurt
$1/4$ Tasse Rosinen	

Außer den drei letzten werden alle Zutaten gemischt. Zwecks Befeuchtung genügend Tomatensauce hinzufügen. 3 EBl. dieser Mischung kommen auf ein Kohlblatt, das dann zusammengerollt wird. Man kann die Roulade mit einem hölzernen Zahnstocher sichern. Die Rouladen werden in eine Kasserolle gelegt und mit der übrigen Tomatensauce begossen. Ungefähr 15 Minuten schmoren lassen, bis die Kohlblätter gar sind. Jede Roulade wird mit einem Klecks Joghurt gekrönt.

Abwandlungen:
1. Statt mit Tomatensauce wird die Mischung mit 1 geschlagenen Ei befeuchtet.
2. Statt Rouladen herzustellen, höhlt man den ganzen Kohl aus, kocht ihn 10 Minuten und tut dann die Füllung hinein.

Curry-Reis mit Sojagrieß 4 Portionen

Durchschnittsportion = 8 g verwertbares Protein
19 bis 22 Prozent des täglichen Proteinbedarfs

1 Eßl. Butter	1¼ Tassen Naturreis
1 Eßl. Currypulver	2 Eßl. Sojagrieß
½ Tasse Nüsse, vermischt mit Rosinen	3 Tassen Brühe oder Wasser
1 Zwiebel, in Scheiben geschnitten	Joghurt
1 Apfel, entkernt und in Scheiben geschnitten	

Curry, Nüsse mit Rosinen, Zwiebel und Apfel werden in Butter gebräunt. Man rührt Reis und Sojagrieß in die Brühe, fügt die Currymischung hinzu und läßt kochen, bis der Reis gar und alle Flüssigkeit aufgenommen ist. Mit Joghurt servieren.

Abwandlungen:
1. Fügen Sie 1 Teel. Koriandersamen hinzu.
2. Wer Curry nicht mag, kann statt dessen 1 Tasse zerzupften Kohl und 1 Teel. Koriandersamen nehmen.
3. Lassen Sie den Sojagrieß weg und fügen Sie statt dessen ½ Tasse Sesamsamen hinzu.

Chinesischer Gemüse-Tofu 2 Portionen

Durchschnittsportion = 19 g verwertbares Protein
44 bis 55 Prozent des täglichen Proteinbedarfs

1¼ Tassen Tofu, in 2½ cm³ gr. Würfel geschnitten	Sesamsalz oder geröstete Sesamsamen
Öl nach Bedarf	Sojasauce
Spinat oder anderes Blattgemüse, zerzupft	Naturreis, gekocht

In einer eingeölten Bratpfanne werden die Tofu-Würfel etwa 5 Minuten lang gedünstet. Dann schiebt man die Würfel in die Mitte und legt den zerzupften

Spinat ringsum. Der Tofu wird mit Sesamsalz bestreut und mit Sojasauce besprenkelt. Man läßt den Spinat zugedeckt schmoren, bis er gerade schlaff ist. Achten Sie darauf, ihn nicht zu lange kochen zu lassen. Vom Feuer nehmen und Flüssigkeit abgießen. Zum Schluß wird auch der Spinat mit Sojasauce besprenkelt. Mit Reis auftragen.

Abwandlung:
Der Tofuwürfel wird auf einer Seite mit einer Mischung (zu gleichen Teilen) aus Sojabohnenpaste und Sesambutter bestrichen. Während er auf dieser Seite bräunt, bestreicht man die entgegengesetzte Seite mit derselben Mischung und bestreut sie mit Weizenkeimlingen. Auch die zweite Seite wird gebräunt.

Sukijaki 4 Portionen

Durchschnittsportion = 10 g verwertbares Protein
23 bis 28 Prozent des täglichen Proteinbedarfs

1 1/2 Tassen Naturreis, gekocht
1/2 Tasse Zwiebel, dünn geschnitten
4 bis 5 Champignons, in Scheiben geschnitten
1/4 Tasse Sojasauce, gemischt mit 3/4 Tasse Wasser und 1 Prise Zucker
1 Bündel Mangold oder Spinat

5 bis 6 Kohlblätter, zerzupft
(oder 2 bis 3 Selleriestengel)
1/4 Tasse Wasserkastanien, zerschnitten
5 grüne Zwiebeln, gehackt
1/2 Tasse Bohnenschößlinge
150 bis 300 g Tofu

In einem schweren Topf werden die Zwiebelscheiben und die Champignons kurz in etwas Öl geschmort. Man fügt einige Teel. Sojasaucen-Mischung und Kohl oder Sellerie hinzu, dann noch mehr Flüssigkeit sowie Mangold, Wasserkastanien und grüne Zwiebeln. 5 Minuten kochen lassen und, wenn nötig, Flüssigkeit hinzufügen. Bohnenschößlinge und Tofu kommen zuletzt dazu und werden nur so lange gekocht, bis sie heiß sind. Mit Reis auftragen.

3. Reis, Weizen und Sojabohnen

Ergänzendes Verhältnis: 1 Tasse Reis	1 Tasse Vollkornweizenmehl oder 3/4 Tasse Weizen	1 Tasse Sojamehl oder 2/3 Tasse Sojabohnen oder Haferschrot 540 g Sojaquark

VERGLEICH MIT FLEISCH

I. Einzeln gegessen:	Verwertbares Protein entspricht:
1 Tasse Reis	50 g Beefsteak
¾ Tasse Vollkornweizenmehl	35 g Beefsteak
⅔ Tasse Sojabohnen	185 g Beefsteak
	270 g Beefsteak
II. Zusammen gegessen: 24 Prozent mehr	
1 Tasse Reis und ¾ Tasse Weizenmehl und	
⅔ Tasse Sojabohnen	330 g Beefsteak

Kräftige Gemüsesuppe ungefähr 3 Liter

Eine Tasse = 3 g verwertbares Protein
7 bis 8 Prozent des täglichen Proteinbedarfs

- ⅓ Tasse Sojabohnen, gekocht mit 1 Lorbeerblatt
- 2 Eßl. Olivenöl
- 1 Tasse Zwiebeln, gehackt
- 2 Tassen Gemüse, gehackt (Mohrrüben, Champignons, Sellerie usw.)
- 1 Tasse Tomaten aus der Büchse (abgegossen, Flüssigkeit aufbewahren)
- 2 bis 3 Pfefferkörner
- 1 Prise Cayennepfeffer
- 2 Eßl. Nährhefe
- je ½ Teel. Basilikum, Estragon, Oregano, Selleriesamen, Bohnenkraut
- je ¼ Teel. Thymian, Rosmarin, Majoran, Salbei
- 2 Eßl. Sojasauce
- ½ Tasse Naturreis
- ⅓–½ Tasse Weizenkörner
- 1 gehäufter Eßl. Sojapaste
- 6–8 Tassen Gemüsebrühe, einschließlich Tomatensaft aus der Büchse

Zwiebeln und gehacktes Gemüse werden kurz in Öl gedünstet. Dann fügt man Tomaten, Würzkräuter, Sojasauce, Weizenkörner und Brühe hinzu. Die Suppe zum Kochen bringen und ungefähr ½ Tasse Flüssigkeit in eine kleine Schüssel abfüllen, in die man die Sojapaste hineinrührt. Den dünnen Brei setzt man der Suppe wieder zu. 1 bis 2 Stunden köcheln lassen, bis die Weizenkörner gar sind (im Dampfkochtopf 10 bis 15 Minuten).
Die aufgewärmte Suppe wird immer kräftiger. Mit Brot und Käse ergibt sie eine ganze Mahlzeit.

Süßpikantes Currygericht 8 Portionen

Durchschnittsportion = 15 g verwertbares Protein
35 bis 42 Prozent des täglichen Proteinbedarfs

- 1½ Tassen Sojabohnen, gekocht in ungefähr 2 Tassen Wasser
- 2 Tassen Naturreis und 1½ Tassen Weizenkörner, zusammen gekocht
- 5 Mohrrüben, in dicke Scheiben geschnitten
- 2 bis 3 Zwiebeln, in dünne Scheiben geschnitten
- ¼ Tasse Mehl
- 1 Eßl. (oder mehr) Currypulver
- 1 Tasse (oder mehr) Rosinen
- 1 Tasse Acajounüsse
- 3 Eßl. (oder mehr) Mango-Chutney
- 1 Eßl. Rohzucker

Zwiebeln und Mohrrüben werden in etwas Öl gedünstet. Currypulver und Mehl hinzufügen, 1 Minute kochen lassen. Dann rührt man das Sojabohnenwasser (mindestens 1 Tasse) hinein. Nun läßt man köcheln, bis die Mohrrüben gar, aber nicht weich sind. Die übrigen Zutaten, ohne die Körnerfrüchte, kommen hinzu, wenn nötig, noch mehr Flüssigkeit. Das Ganze kocht auf kleinem Feuer weiter, bis die Rosinen gar sind. Auf dem Reis-Weizen-Gemisch anrichten. Eine köstliche Speise, die sich für festliche Gelegenheiten eignet.

Mexikanisches Sojagericht 8 Portionen

Durchschnittsportion = 7 g verwertbares Protein
16 bis 20 Prozent des täglichen Proteinbedarfs

- 1 Tasse Naturreis und
- ⅔ Tasse Weizenkörner, zusammen gekocht
- ¾ Tasse Sojabohnen, gekocht
- Öl nach Bedarf
- 2 Eßl. grüne Pfefferschoten, in kl. Würfel geschnitten
- ½ Pfd. grüne Bohnen, in 5-cm-Stücke gebrochen
- 1 Teel. Paprika
- etwas scharfe Sauce (Chili)
- Salz und Pfeffer
- Tomaten aus 500-Gramm-Dose
- 1 kl. Büchse Maiskörner

Im erhitzten Öl werden die kleingeschnittenen Pfefferschoten gar gedünstet. Dazu kommen dann die grünen Bohnen mitsamt Paprika (noch besser Chilipulver), Pfeffer und Salz. Zum Schluß mischt man Tomaten, Mais, Weizen und Sojabohnen hinein und läßt etwa 15 Minuten auf kleinem Feuer kochen.
Abwandlung:
Anstatt die gekochten Körnerfrüchte hineinzurühren, richtet man das Gemüse darüber an.

Reis-Weizen-Kascha 5 Portionen

Durchschnittsportion = 15 g verwertbares Protein
35 bis 42 Prozent des täglichen Proteinbedarfs

1 Tasse Naturreis	3 Eier, geschlagen
²/₃ Tasse Weizenkörner	1 Liter Brühe, kochend
²/₃ Tasse Sojagrieß	½ Tasse Butter

Körnerfrüchte und Sojagrieß werden in einer trockenen Pfanne geröstet, wobei man häufig umrühren muß. Wenn die Mischung abgekühlt ist, wird sie in einen kalten Eisentopf getan. Man fügt nacheinander die Eier hinzu und rührt um, bis alle Körner überzogen sind. Nun wird das Ganze bei mittlerer Hitze gekocht, bis die Körner trocken sind. Fortwährend umrühren, damit sich keine Klumpen bilden. Die kochende Brühe und die Butter hinzufügen. Zugedeckt auf kleinem Feuer kochen lassen, bis die Körner gar sind. Eine gute Beigabe zu Gemüse oder zu einem süßsauren Kohlgericht.

4. Reis und Hefe

Ergänzendes Verhältnis:
1 Tasse Reis   ¼ Tasse (4 Eßl.) Bierhefe

VERGLEICH MIT FLEISCH ENTSPRICHT:	
I. Einzeln gegessen:	Verwertbares Protein:
½ Tasse Bierhefe	100 g Beefsteak
2 Tassen Reis	100 g Beefsteak
	200 g Beefsteak
II. Zusammen gegessen: 57 Prozent mehr	
½ Tasse Bierhefe und 2 Tassen Reis	310 g Beefsteak

Reis und Hefe ergeben eine besonders starke Kombination. Versuche haben gezeigt, daß das Wachstum mit dieser Zusammenstellung fast ebensosehr wie mit Milch gefördert wird.
Der Geschmack der verschiedenen Bierhefesorten ist ungemein variabel. Manche verleihen einem Gericht einen nußartigen Geschmack; andere können der Speise zum Nachteil gereichen, wenn man eine zu große Menge ver-

wendet. Stellt man fest, daß 4 Eßl. einer bestimmten Bierhefe auf 1 Tasse Reis zuviel ist, kann man einen Teil der Hefe durch Sesamsamen oder Trockenmagermilch ersetzen.

Zitronensuppe mit Reis 6 Portionen

Eine Portion = 6 g verwertbares Protein
14 bis 17 Prozent des täglichen Proteinbedarfs

1½ l Gemüsebrühe	2 Eßl. Bierhefe
½ Tasse Naturreis	4 Eier, geschlagen
Salz, wenn nötig	Saft und abgeriebene Schale von
¼ Teel. Bohnenkraut	1 bis 2 Zitronen

Man erhitzt die Brühe und rührt Reis und Salz hinein. Etwa 30 Minuten lang zugedeckt auf kleinem Feuer kochen lassen. Die geschlagenen Eier werden mit Bohnenkraut und Hefe vermischt. Zitronensaft und Schale hinzufügen und abermals schlagen. (Man kann mit einer geringeren Menge beginnen und sie nach Geschmack erhöhen.) Eine Tasse heiße Gemüsebrühe wird langsam unter die Eiermischung gezogen, dabei fortwährend rühren. Die Brühe wird vom Feuer genommen, während man ihr allmählich die Eiermischung beifügt.
Der erfrischende Geschmack der Suppe bildet einen guten Anfang für ein Mahl, das aus Fischgerichten oder Gemüse-Eintopf besteht.

Schmackhafter Gemüsereis mit Hefe 3 Portionen

Durchschnittsportion = 8 g verwertbares Protein
19 bis 25 Prozent des täglichen Proteinbedarfs

Öl nach Bedarf	je ¼ Teel. Paprika, Salbei, Majoran, Rosmarin
½ Tasse Sellerie, gehackt	
½ Tasse Zwiebeln, gehackt	2 Tassen Brühe, heiß
½ Tasse grüne Pfefferschoten, gehackt	½ Teel. Salz
½ Tasse Mohrrüben, gehackt	4 Eßl. Bierhefe
1 Knoblauchzehe, zerdrückt	1 Tasse Naturreis

Die Gemüse werden in Öl gedünstet, bis die Zwiebel goldgelb und der Sellerie gar ist. Dann rührt man die Kräuter hinein. Mit der heißen Brühe ablöschen und zum Kochen bringen. Reis, Salz und Hefe werden hinzugefügt. Auf kleinem Feuer zugedeckt kochen lassen, bis der Reis alle Feuchtigkeit aufgenommen hat.

Bei diesem Rezept kann man Gemüse und Kräuter nach Geschmack verwenden. Je nach Art der Bierhefe wird man vielleicht einen Teil davon durch geröstete Sesamkerne ersetzen wollen.

Kalte Reis-Vorspeise 6 Portionen

Durchschnittsportion = 6 g verwertbares Protein
14 bis 17 Prozent des täglichen Proteinbedarfs

2 Eßl. Butter	1 Prise Muskatnuß
1 mittelgr. Zwiebel, gehackt	1/2 Tasse Naturreis, gekocht
1/4 Pfund Champignons, grob gehackt	2 Eßl. Bierhefe
2 Eier, geschlagen	3/4 Tasse Brösel
1 Teel. Salz	1/4 Tase Nüsse, gemahlen
Pfeffer nach Geschmack	

Zwiebel und Champignons werden in Butter gebräunt, Salz und Gewürze in die Eier geschlagen. Man mischt die übrigen Zutaten und fügt dann alles zusammen. Die Gesamtmischung wird in einer eingefetteten Form bei 190° C 30 Minuten im Ofen gebacken. Man richtet die kalte Speise mit einer Sauce an, die aus 2 Eßl. geriebenem Käse, 1 Eßl. Joghurt und 2 Eßl. Mayonnaise besteht. Ein feines Hors d'oeuvre, das auch als Mittagsimbiß dienen kann, wenn man 3 halbe oder ganze hartgekochte Eier dazugibt.

5. Reis und Sesamsamen

Ergänzendes Verhältnis:
1 Tasse Reis   1/3 Tasse Sesamsamen
                                 oder
                                 1/2 Tasse Sesammehl
                                 oder
                                 3 Eßl. Sesambutter

Bei den Verhältnissen, die sich ergänzen, wird auffallen, daß Sonnenblumenkerne kaum jemals erwähnt werden. Das sollte nicht zu der irrigen Annahme führen, Sesamprodukte seien unbedingt besser. Sie wurden nur zufällig bei den Experimenten verwendet. Aus den Proteintabellen ist ja ersichtlich, daß Sonnenblumenkerne sogar mehr Protein enthalten und von etwas besserer Qualität sind. Da die Aminosäuren ungefähr gleich verteilt sind, kann man also statt Sesam ebensogut Sonnenblumenkerne verwenden.

VERGLEICH MIT FLEISCH

I. Einzeln gegessen:	Verwertbares Protein entspricht:
1 Tasse Sesamsamen oder	85 g Beefsteak
1½ Tassen Sesammehl	150 g Beefsteak
3 Tassen Reis	235 g Beefsteak
II. Zusammen gegessen 21 Prozent mehr	
1 Tasse Sesamsamen und 3 Tassen Reis	285 g Beefsteak

Süßer Reis-Sesam-Auflauf 6 Portionen

Durchschnittsportion = 6 g verwertbares Protein
14 bis 17 Prozent des täglichen Proteinbedarfs

¾	Tasse Naturreis, gekocht	4	Eier, kräftig geschlagen
2	bis 2½ Tassen Orangensaft	½	Teel. Zimt
6	Eßl. Sesammehl	½	Teel. Ingwer
⅔	Tasse Rohzucker	1	Teel. Vanilleextrakt
1	abgeriebene Orangenschale	½	Tasse Rosinen

Alle Zutaten werden gut gemischt. Die Masse kommt in eine eingefettete Auflaufform und wird bei 180° C eine Stunde gebacken (bis sie fest ist). Der Auflauf schmeckt warm besonders gut.

Reis mit Eierpflanzen (Auberginen) 6 Portionen

Durchschnittsportion = 13 g verwertbares Protein
28 bis 34 Prozent des täglichen Proteinbedarfs

1 gr. oder 2 mittelgr. Auberginen, in Scheiben geschnitten
Öl nach Bedarf
2 Tassen Tomaten aus der Büchse
½ Teel. Salz
1 Eßl. Petersilie, gehackt
1 Lorbeerblatt
je ¼ Teel. Oregano, Thymian, Rosmarin
2 Knoblauchzehen, zerdrückt
2 Eßl. Zwiebeln, gerieben
2 Eßl. grüne Pfefferschoten, feingehackt
2 Eßl. Mohrrüben, gerieben
½ Tasse Parmesan, gerieben
1 Tasse Sesammehl, geröstet
½ Pfd. Mozzarellakäse, in dünne Scheiben geschnitten
2 Tassen Naturreis, gekocht

Die Auberginenscheiben werden bei starker Hitze in Öl geschmort, bis sie leicht gebräunt sind, und auf Papiertüchern beiseite gestellt. Man läßt Tomaten, Gewürze und das andere Gemüse zugedeckt 15 Minuten lang köcheln. Man entfernt das Lorbeerblatt, fügt den Parmesankäse sowie das Sesammehl hinzu und mischt alles gut durch. Nun legt man eine Schicht Auberginen in eine eingefettete Auflaufform. Darauf kommt die Hälfte der Tomatensauce, dann die Hälfte der Mozzarellascheiben. Die Schichtung wird wiederholt, angefangen mit den Auberginenscheiben. Die Backzeit (180° C) beträgt ungefähr 30 Minuten, bis der Käse geschmolzen ist und sich bräunt. Die Gemüsespeise wird über dem Reis angerichtet.

Konfetti-Reis 4 Portionen

Durchschnittsportion = 7 g verwertbares Protein
16 bis 20 Prozent des täglichen Proteinbedarfs

- 1 Tasse Naturreis, gekocht
- Öl nach Bedarf
- 1 kl. Zwiebel, gehackt
- 1 Tasse gemischtes Dörrobst, gehackt
- $2/3$ Tasse gemischte Nüsse, gehackt (wenn man bei Verwendung von Erdnüssen Sonnenblumenkerne dazunimmt, erhält man zusätzliches Protein)
- $1/3$ Tasse Sesamsamen oder $1/2$ Tasse Sesammehl
- $1/4$ bis $1/2$ Teel. Nelken
- $1/2$ Teel. Salz
- 4 Eßl. geschmolzene Butter

Zwiebel, Dörrfrüchte, Nüsse und Sesamsamen oder -mehl werden in heißem Öl gedünstet, bis die Zwiebelstücke goldgelb sind. Dann rührt man zuerst Nelken und Salz hinein, hernach den gekochten Reis. Das Ganze kommt in eine Backform, wird mit der geschmolzenen Butter übergossen und bei 180° C 15 bis 20 Minuten lang im Ofen gebacken.

Frittierte Reisklößchen 4 Portionen

Durchschnittsportion = 7 g verwertbares Protein
16 bis 20 Prozent des täglichen Proteinbedarfs

- $2/3$ Tasse Naturreis, gekocht
- 1 Teel. Salz
- $1/4$ Tasse Sesamsamen
- $1/4$ Tasse Milch
- 2 Eier, Dotter und Eiklar getrennt
- 2 Eßl. Vollweizenmehl
- $1/2$ Teel. Pfeffer
- Öl zum Frittieren

Der Sesamsamen wird goldgelb geröstet. Man mischt die Eidotter mit Milch, Mehl, Pfeffer und Salz. Sesamsamen und Reis hinzufügen, gut mischen. Un-

ter die Masse wird der steife Eierschnee gezogen. Mit einem Eßlöffel sticht man Klöße aus, die in schwimmendem Fett braungebacken werden (am besten im Drahtsieb). Auf absorbierendem Papier abtropfen lassen.
Mit Currysauce schmecken die Reisklöße besonders gut.

Gemüsereis mit Sesam 2 Portionen

Durchschnittsportion = 5 g verwertbares Protein
12 bis 14 Prozent des täglichen Proteinbedarfs

- ²/₃ Tasse Naturreis, gekocht
- Öl nach Bedarf
- Mischgemüse, in dünne Scheiben geschnitten (Mohrrüben, Sellerie, Zwiebel, Broccoli, Kohl, Kohlrabi, Blumenkohl, Knoblauch usw.)
- ¹/₄ Tasse Sesamsamen, geröstet
- Sojasauce

Das Gemüse wird in möglichst wenig Öl gedünstet; man beginnt dabei mit demjenigen, das die längste Zeit zum Garwerden braucht. Das Gemüse sollte knusprig und ganz heiß werden; es darf nicht zerkochen. Man richtet es auf dem gekochten Reis an und bestreut es mit Sesamsamen. Darüber wird Sojasauce gegossen.

Obstpfannkuchen 6 Portionen

Durchschnittsportion = 8 g verwertbares Protein
19 bis 22 Prozent des täglichen Proteinbedarfs

- 1 Tasse Vollweizenmehl
- ¹/₂ Tasse Sesammehl
- 1 Eßl. Backpulver
- 1 Eßl. Rohzucker
- ¹/₂ Teel. Salz
- ³/₄ Tasse Naturreis, gekocht
- 3 Eier, Dotter und Eiklar getrennt
- 1¹/₂ Tassen Milch, evtl. mehr
- ¹/₄ Tasse Öl
- 1 Tasse zerstückelte Früchte (Apfel, Birne, Pfirsich, Banane, Beeren usw.)

Mehl, Sesammehl, Backpulver, Zucker und Salz werden verrührt. Dazu kommen Eidotter, Milch, Öl, dann der Reis. Alles wird gut vermischt, damit sich keine Klumpen bilden. Die feuchten Zutaten werden unter die trockenen gezogen, weil dann weniger gerührt werden muß. Die trockenen Zutaten müssen jedoch befeuchtet werden. Der steife Eierschnee wird daruntergezogen. Dann faltet man vorsichtig die Früchte hinein. Die Pfannkuchen in einer eingefetteten heißen Bratpfanne backen.

6. Reis und Milch

Ergänzendes Verhältnis:
³/₄ Tasse Reis

1 Tasse Magermilch
oder
3 ½ Eßl. Trockenmagermilch
oder
35 g Käse, gerieben

VERGLEICH MIT FLEISCH

I. Einzeln gegessen: Verwertbares Protein entspricht:
1½ Tassen Reis   75 g Beefsteak
2 Tassen Magermilch 95 g Beefsteak

170 g Beefsteak

II. Zusammen gegessen: 29 Prozent mehr
1½ Tassen Reis und 2 Tassen Magermilch   230 g Beefsteak

Es wurde zwar nicht untersucht, aber man darf annehmen, daß Käse aufgrund der Aminosäuren Reis ebensogut ergänzen kann wie Milch. Diese Annahme wird durch einen ähnlichen Fall bestätigt: Man weiß, daß sowohl Milch als auch Käse das Weizenprotein ergänzen.

Reis mit Parmesan — 2 Portionen

Durchschnittsportion = 10 g verwertbares Protein
23 bis 28 Prozent des täglichen Proteinbedarfs

²/₃ Tasse Naturreis, gekocht mit 1 Teel. Salz
2 Eßl. Butter, geschmolzen
1 Ei, geschlagen

¼ Tasse Parmesan, gerieben
Saft von 1 Zitrone
Pfeffer nach Geschmack

Die geschmolzene Butter wird unter den gekochten Reis gezogen. Den geriebenen Parmesan mischt man mit Zitronensaft, Pfeffer und dem geschlagenen Ei. Diese Mischung rührt man in den Reis. Fünf Minuten köcheln lassen und sofort auftragen.
Dieses Reisgericht paßt gut zu Zucchetti und Auberginen.

Milchreis mit Sesam   4 Portionen

Durchschnittsportion = 10 g verwertbares Protein
23 bis 28 Prozent des täglichen Proteinbedarfs

4 Tassen Milch	1 EBl. Bierhefe
2 EBl. Salz	2 EBl. Sesammehl, roh oder geröstet
1 Tasse Reismehl (Naturreis)	

Wenn man keine Möglichkeit hat, Reismehl aus Naturreis zu kaufen, stellt man es selbst her, indem man die entsprechende Menge Reis (³/₄ Tasse) sehr fein mahlt. Damit es kräftiger schmeckt, kann man den Naturreis in einer trockenen Pfanne vorher bräunen. (Er läßt sich dann auch besser mahlen.) Das Reismehl wird nochmals leicht gebräunt. Wenn es abgekühlt ist, läßt es sich gut in einem verschlossenen Behälter aufbewahren.
Nun zur Herstellung des Milchreises: Unter beständigem Rühren wird das Reismehl der Milch beigefügt, die man mit dem Salz zum Kochen gebracht hat. Bei geringerer Hitze läßt man dann den Brei zugedeckt ungefähr 10 Minuten leicht kochen, bis er eingedickt ist. Dann werden Sesammehl und Bierhefe hineingerührt.
Man richtet den Brei mit gerösteten Sesamsamen, Milch, Butter, Honig oder Melasse an. Einen ähnlichen Brei kann man aus Weizen-, Roggen- oder Maismehl mit Sonnenblumenkernen zubereiten.

Reisauflauf mit Käse   6 Portionen

Durchschnittsportion = 17 g verwertbares Protein
39 bis 47 Prozent des täglichen Proteinbedarfs

1¹/₂ Tassen Naturreis, gekocht mit Salz und Pfeffer	3 Knoblauchzehen, zerdrückt
³/₄ Pfund Emmentaler, zerzupft	¹/₂ Tasse Cheddarkäse, gerieben
1 kl. Dose rote Peperoni, gehackt	1 gr. Zwiebel, gehackt
¹/₂ Pfund Ricottakäse oder Quark, leicht verdünnt mit Milch oder Joghurt	¹/₂ Tasse dicke Bohnen oder gelbe Erbsen, gekocht

Reis, Hülsenfrüchte, Zwiebel und Peperoni werden gemischt. Diese Mischung wird abwechselnd mit Weich- und Ricottakäse schichtweise in eine eingefettete Auflaufform gelegt. Die Reismischung bildet den Abschluß. Der Auflauf wird 30 Minuten bei 180° C im Ofen gebacken. In den letzten Minuten wird er mit dem geriebenen Käse bestreut.
Wenn ich diesen Reisauflauf Gästen vorsetze, werde ich um das Rezept gebeten!

Tomatensuppe mit Reis 6 Portionen

Durchschnittsportion = 5 g verwertbares Protein
12 bis 14 Prozent des täglichen Proteinbedarfs

7	Tomaten, geviertelt	4	weiße Pfefferkörner
1	Mohrrübe, gehackt	1	Eßl. Zucker
1	Zwiebel, gehackt	je 1	Teel. Oregano, Basilikum
$1/2$	Tasse Sellerie, gehackt	$3/4$	Tasse Naturreis, gekocht
1	Knoblauchzehe, gehackt	3	Tassen Gemüsebrühe oder Wasser
	Öl nach Bedarf	3	Tassen Milch
2	Eßl. Vollweizenmehl	1	Teel. Salz

Mohrrübe, Zwiebel, Sellerie werden gedämpft, bis die Zwiebel goldgelb ist. Zuerst mischt man das Mehl hinein, dann Brühe, Tomaten, Knoblauch, Salz, Pfefferkörner, Zucker und Kräuter. Man läßt die Mischung köcheln, bis sich die Aromen vermengt haben, unter Umständen eine Stunde lang. Danach wird sie püriert. Sie kommt wieder in den Topf, und nun werden Milch und Reis hinzugefügt. Langsam erhitzen, aber nicht kochen lassen. Sofort mit geröstetem Brot auftragen. Schmeckt köstlich!

Spinat-Auflauf 4 Portionen

Durchschnittsportion = 10 g verwertbares Protein
23 bis 28 Prozent des täglichen Proteinbedarfs

$3/4$	Tasse Naturreis, gekocht	$1/2$	Teel. Salz
$1/2$	Tasse Cheddarkäse, gerieben	$1/4$	Teel. Pfeffer
1	Pfd. Spinat, gehackt	2	Eßl. Weizenkeimlinge
2	Eier, geschlagen	1	Eßl. Butter, geschmolzen
2	Eßl. Petersilie, gehackt		

Der gekochte Reis und der Reibkäse werden gemischt, Eier, Petersilie, Salz, Pfeffer ebenfalls, aber für sich. Man vereint die beiden Mischungen und rührt den rohen Spinat hinein. Das Ganze kommt in eine eingefettete Form. Darüber gießt man die mit den Weizenkeimlingen vermischte Butter. Bei 180° C 35 Minuten im Ofen backen. Ein leichtes, wohlschmeckendes Gericht.

Walnuß-Käse-Auflauf 4 Portionen

Durchschnittsportion = 13 g verwertbares Protein
30 bis 36 Prozent des täglichen Proteinbedarfs

1 Tasse Walnüsse, gemahlen	2 Tassen Zwiebeln, gehackt
1 Tasse Käse, gerieben	2 Eier, geschlagen
1/2 Tasse Naturreis, gekocht	1/4 Teel. Salz
2 Eßl. Nährhefe	1 Teel. Kümmel

Die Zwiebeln werden gedünstet und in einer Schüssel mit allen Zutaten gemischt. Die Masse kommt in eine eingefettete eckige Backform. Bei 180° C 30 Minuten im Ofen backen lassen.
Zu diesem Auflauf ist eine Käsesauce mit einigen Walnüssen ganz besonders gut.

7. Weizenprodukte mit Milch oder Käse

Ergänzendes Verhältnis:
1 Tasse Milch oder	5 Scheiben Vollweizenbrot oder
38 g Käse	1 Tasse Makkaroni (ungekocht)
1 Tasse Vollweizenmehl	2 Eßl. Trockenmagermilch oder 1/2 Tasse Magermilch

VERGLEICH MIT FLEISCH

	Verwertbares Protein:
Zusammen mit Milch	
I. Einzeln gegessen:	
3 Tassen Vollweizenmehl	140 g Beefsteak
6 Eßl. Trockenmagermilch	85 g Beefsteak
II. Zusammen gegessen: 13 Prozent mehr	225 g Beefsteak
3 Tassen Vollweizenmehl und 6 Eßl. Trockenmagermilch	255 g Beefsteak
Zusammen mit Käse	
I. Einzeln gegessen:	
30 g Käse	28 g Beefsteak
4 Scheiben Vollweizenbrot	28 g Beefsteak
II. Zusammen gegessen: 25 Prozent mehr	56 g Beefsteak
30 g Käse und 4 Scheiben Vollweizenbrot	70 g Beefsteak

Diese Zusammenstellung ist ein Beispiel dafür, wie hochqualitatives Protein ein Protein von geringer Qualität zu ergänzen vermag. Das tierische Protein (Milch) erhöht trotz minimaler Menge die Verwertbarkeit des Weizenproteins. Da die meisten folgenden Rezepte weitaus mehr Milchprodukte enthalten, verstärkt sich die Ergänzung entsprechend. Dem Körper wird noch mehr Protein zugeführt als bei dem Vergleich angegeben.

Käse-Nudel-Auflauf 6 bis 8 Portionen

Durchschnittsportion = 14 g verwertbares Protein
32 bis 39 Prozent des täglichen Proteinbedarfs

3 Eier, Dotter und Eiklar getrennt
1/4 Tasse Butter, geschmolzen
2 Eßl. Honig
2 Tassen halbfetter Quark
1 Tasse Joghurt

1/2 Pfd. Vollweizen- oder Weizen-Soja-nudeln, gekocht
1/2 Tasse Vollkorn-Brösel
Butter nach Bedarf

Den geschlagenen Dottern fügt man die geschmolzene Butter, Honig, Quark und Joghurt bei, hierauf die gekochten Nudeln. Das Eiklar wird steif geschlagen und vorsichtig unter die Nudelmischung gezogen. Der Auflauf kommt in eine eingefettete Form. Man bestreut ihn mit Bröseln und Butterflöckchen. Bei 190° C 45 Minuten im Ofen backen.
Man kann diesen Auflauf abwandeln, indem man der Masse vor den Nudeln 1/2 bis 1 Tasse Rosinen beigibt.

Makkaroni-Salat mit Quark 4 Portionen

Durchschnittsportion = 7 g verwertbares Protein
16 bis 20 Prozent des täglichen Proteinbedarfs

1/4 Pfd. Vollkorn-Makkaroni, gargekocht, abgetropft und abgekühlt
1 Tasse Quark
2 Eßl. Senf
Joghurt nach Bedarf
1/4 Tasse Oliven, gehackt

2 Schalotten mit Grün, gehackt
1 Eßl. Petersilie, gehackt
rote Pfefferschoten nach Geschmack, gehackt
je 1/2 Teel. Dill, Basilikum
Salz und Pfeffer nach Geschmack

Man mischt den Quark mit Senf und verdünnt ihn mit Joghurt zur Konsistenz einer Mayonnaise. Alle Zutaten werden vermengt und auf grünen Salatblättern angerichtet.

Gebackene Käsebrote 6 Käsebrote

1 Käsebrot = 6 g verwertbares Protein
14 bis 17 Prozent des täglichen Proteinbedarfs

4 EBl. Butter	1 Eigelb, geschlagen
4 EBl. Vollweizenmehl	1 Tasse Käse, in Würfel geschnitten
1 Tasse Milch, heiß	6 Scheiben Brot, vorzugsweise altbacken
Salz und Pfeffer	Kochwein nach Bedarf

Die geschmolzene Butter wird gut mit dem Mehl vermischt. Mehl, Salz und Pfeffer hineinrühren. Diese Mischung kocht man auf kleinem Feuer, bis sie breiig ist. Man nimmt sie vom Feuer und rührt Eigelb und Käse hinein. Jede Brotscheibe wird schnell in den Wein getaucht oder damit bespritzt. Man achte, daß das Brot nicht durchweicht wird! Man legt die Brotscheiben auf ein Backblech, bestreicht sie mit der Käsemischung und backt sie bei 200° C etwa 10 Minuten lang, bis sie leicht aufgegangen und gebräunt sind.
Man kann dem Käsebelag ½ Tasse gehackte Zwiebeln zusetzen.

Käse-Auflauf mit Brot 5 Portionen

Durchschnittsportion = 20 g verwertbares Protein
46 bis 56 Prozent des täglichen Proteinbedarfs

3 Tassen Käse, gerieben	½ Teel. Worcestershire-Sauce
5 Scheiben Brot	½ Teel. Thymian
2 Tassen Milch oder 1½ Tassen Kochwein	½ Teel. Senf
3 Eier, geschlagen	Pfeffer
	½ Teel. Salz

Man legt die Brotscheiben in eine eingefettete Backform; Käse darüber schütten. Milch oder Milchmischung wird darüber gegossen, danach die übrigen vermengten Zutaten. 30 Minuten stehen lassen. Bei 180° C eine Stunde lang in einem heißen Wasserbad backen lassen. Nimmt man diese Speise aus dem Ofen, so ist ihr nicht anzusehen, wie einfach sie zuzubereiten ist.

Gebackenes Gourmet-Gericht 4 bis 6 Portionen

Durchschnittsportion = 16 g verwertbares Protein
37 bis 44 Prozent des täglichen Proteinbedarfs

8 Eier, hartgekocht	Salz und Pfeffer
2 Eßl. Margarine	½ Tasse Emmentaler, zerzupft (oder mehr)
3 Eßl. Vollweizenmehl	
1 Eßl. Currypulver	4 bis 6 Scheiben Toast (oder 1½ bis 2 Tassen Naturreis, gekocht)
½ Teel. Speisewürze (Aroma)	
¼ Tasse Sherry	
2 Tassen Milch	Petersilie, gehackt

Die Margarine wird im Wasserbad oder bei kleinem Feuer geschmolzen und mit Mehl, Currypulver, Sherry gemischt. Langsam mengt man die Milch hinein und fügt Würze, Salz und Pfeffer hinzu. Unter fortwährendem Rühren 5 Minuten kochen lassen. (Die Sauce scheint dünn zu sein, wird sich aber beim Backen verdicken.)
Die hälftig geteilten Eier werden in eine eingefettete Auflaufform gelegt. Darüber gießt man die Sauce. Der Käse kommt zuoberst. Bei 180° C 20 Minuten im Ofen backen lassen. Auf Toast (oder Reis) anrichten und mit Petersilie bestreuen.*
Das pikante Gericht schmeckt besonders gut zu Spinat, Spargel oder Broccoli.

8. Weizen und dicke Bohnen

Ergänzendes Verhältnis:
½ Tasse Bohnen   2½ Tassen Vollweizen
                    oder
                    3 Tassen Vollweizenmehl

VERGLEICH MIT FLEISCH	
I. Einzeln gegessen	Verwertbares Protein entspricht:
½ Tasse dicke Bohnen	60 g Beefsteak
3 Tassen Vollweizenmehl	140 g Beefsteak
II. Zusammen gegessen: 33 Prozent mehr	200 g Beefsteak
½ Tasse Bohnen und 3 Tassen Vollweizenmehl	265 g Beefsteak

* In Amerika läßt man die Petersilie weg; statt dessen werden dem Käse sogenannte »Imitation Bacon Bits« beigefügt, die wie Speckgrieben schmecken und sehr proteinreich sind. – Anm. der Übersetzerin.

Libanesischer Salat 6 Portionen

Durchschnittsportion = 4 g verwertbares Protein
9 bis 11 Prozent des täglichen Proteinbedarfs

¼ Tasse dicke Bohnen, gekocht	¾ Tasse Zitronensaft
1¼ Tassen Weizenkörner, grobgemahlen	¼ Tasse Olivenöl
4 Tassen kochendes Wasser	1 bis 2 Teel. Salz
1½ Tassen Petersilie, feingehackt	Pfeffer, frisch gemahlen, nach Geschmack
¾ Tasse Pfefferminz, feingehackt	Salat- oder Kohlblätter
¾ Tasse Schalotten, gehackt	3 mittlere Tomaten, zerschnitten

Das kochende Wasser wird über die grobgemahlenen Weizenkörner gegossen und 2 Stunden stehengelassen. Dann wird das überflüssige Wasser abgeseiht oder mit den Händen ausgepreßt. Der Weizen wird mit den gekochten Bohnen und den übrigen Zutaten gemischt. Mindestens eine Stunde kalt stellen und auf Salatblättern anrichten. Dieser libanesische Salat heißt Tabouli. Im Libanon wird er mit Salatblättern zum Mund geführt.

Gefüllte Auberginen 4 Portionen

Durchschnittsportion = 8 g verwertbares Protein
19 bis 22 Prozent des täglichen Proteinbedarfs

1 gr. Zwiebel, feingehackt	½ Teel. Basilikum
¼ Pfd. Champignons, gehackt	½ Teel. Oregano
Öl nach Bedarf	1 Eßl. Petersilie, gehackt
1¼ Tassen Weizenkörner, grobgemahlen	2 Teel. Salz
2½ Tassen Wasser oder Brühe	½ Teel. Pfeffer
¼ Tasse dicke Bohnen, gekocht	150 g Tomatenpaste
¼ Pfd. grüne Erbsen, ausgepellt	2 Auberginen, halbiert

Die Zwiebel wird in Öl glasig geschmort. Dann fügt man die Champignons hinzu und läßt weiterschmoren, bis die Zwiebel goldgelb ist. Der Weizen wird hineingerührt, bis er sich zu bräunen beginnt. Man löscht mit der Brühe ab und läßt die grobgemahlenen Weizenkörner zugedeckt garkochen, bis alle Flüssigkeit aufgenommen ist. Dann wird der Weizenbrei mit den Bohnen, Erbsen, Gewürzen und Kräutern gemischt. Zuletzt kommt ein Teil des Marks aus den halbierten Auberginen hinzu, das vorher zerhackt wird. Die Schale sollte etwa 2½ cm dick sein.
Die Tomatenpaste wird mit Wasser verdünnt und nach Geschmack mit Salz, Pfeffer, Basilikum und Oregano gewürzt. Man legt die Auberginen in eine eingefettete Kasserolle, füllt jede Hälfte mit der Weizenmischung, übergießt

sie mit der Tomatensauce und läßt sie zugedeckt bei 160° C 45 bis 60 Minuten im Backofen schmoren. Während der letzten Hälfte der Backzeit wird der Deckel vom Topf genommen; wenn nötig, werden die Auberginen begossen.
Auf gleiche Weise kann man gefüllte grüne Pfefferschoten und gefüllte Tomaten zubereiten.

Spanischer Salat 6 Portionen

Durchschnittsportion = 4 g verwertbares Protein
9 bis 11 Prozent des täglichen Proteinbedarfs

1¼ Tassen Weizenkörner, grobgemahlen	Kopfsalat, zerzupft
2 Eßl. Öl	Spinat, zerzupft
2½ Tassen Brühe oder Wasser	Mohrrüben, in Scheiben geschn.
¼ Tasse dicken Bohnen, gekocht	Radieschen, in Scheiben geschn.
2 Tomaten, in Scheiben geschnitten	Sellerie, in Würfel geschn.
Bevorzugte Salatgemüse, u. a.:	frische grüne Erbsen usw.

Die grobgemahlenen Weizenkörner werden in Öl goldgelb gebräunt. Man löscht mit der siedenden Brühe ab und läßt zugedeckt kochen, bis die Flüssigkeit aufgenommen und der Weizen gar ist. Man läßt ihn erkalten, während man das Salatgemüse zubereitet. Die gekochten Bohnen werden unter den erkalteten Weizen gezogen, und dann mischt man alles. Mit einer italienischen Salatsauce (Weinessig und Olivenöl) ergibt dieser Salat eine ganze Mahlzeit, wenn man dazu Brot und Käse reicht.

9. Vollkornweizen und Sojaprodukte

Ergänzendes Verhältnis:
1 Tasse Vollkornmehl   ¼ Tasse Sojamehl
                              oder
                              ⅛ Tasse Sojagrieß oder Sojabohnen

Wenn man den Geschmack des Sojamehls nicht besonders mag, kann man die Hälfte des Mehls durch Sojagrieß ersetzen, den man kurze Zeit einweicht. Auch wenn man nur ½ Tasse Sojamehl auf 7 Tassen Weizenmehl nimmt, wirkt sich das ergänzende Verhältnis aus. Nur muß dabei bedacht werden, daß der Körper weniger Protein erhält.

VERGLEICH MIT FLEISCH	
I. Einzeln gegessen:	Verwertbares Protein entspricht:
8 Tassen Vollweizenmehl	390 g Beefsteak
2 Tassen Sojamehl (oder	
1¹/₈ Tassen Sojagrieß)	340 g Beefsteak
	730 g Beefsteak
II. Zusammen gegessen: 32 Prozent mehr	
8 Tassen Vollweizenmehl und	740 g
2 Tassen Sojamehl (oder	
1$^{1}/_{8}$ Tassen Sojagrieß)	965 g Beefsteak
	1705 g

»Ergänzende« Pizza   4 Stück

Eine halbe Pizza = 16 g verwertbares Protein
37 bis 44 Prozent des täglichen Proteinbedarfs

SAUCE:
3   Eßl. Olivenöl
1   Tasse Zwiebeln, feingehackt
1   Eßl. Knoblauch, feingehackt
4   Tassen Tomaten, aus der Büchse, zerzupft
1   kl. Dose Tomatenpüree
1   Eßl. Oregano
1   Teel. Basilikum
1   Lorbeerblatt
2   Teel. Honig
1   Teel. Salz
Pfeffer nach Geschmack

Die Zwiebel wird im erhitzten Öl weichgeschmort, aber nicht gebräunt. Der Knoblauch kommt hinzu, und man läßt noch 2 Minuten schmoren. Die übrigen Zutaten werden beigefügt, und wenn die Sauce aufgekocht hat, läßt man sie unzugedeckt etwa 1 Stunde leicht kochen, wobei gelegentlich umgerührt wird. Das Lorbeerblatt wird zum Schluß entfernt. Man kann die Sauce, wenn sie ganz glatt sein soll, pürieren oder durchs Haarsieb rühren.

TEIG:
2   Eßl. trockene Backhefe
1$^{1}/_{4}$ Tassen warmes Wasser
1   Teel. Honig
$^{1}/_{4}$ Tasse Olivenöl
1   Teel. Salz
2$^{1}/_{2}$ Tassen Vollweizenmehl
1   Tasse Sojamehl
1   Pfd. Mozzarellakäse, gerieben
$^{1}/_{4}$ Tasse Parmesan, gerieben

Die Hefe wird im warmen Wasser zusammen mit dem Honig aufgelöst. In einer großen Schüssel mischt man sie mit Öl, Salz, Weizen- und Sojamehl. Die-

sen Teig knetet man auf einem mehlbestäubten Brett durch, bis er glatt und elastisch ist. Er muß an einer warmen Stelle in der Schüssel zu doppeltem Umfang aufgehen (ungefähr 1½ Stunden). Danach schlägt und knetet man ihn noch ein paar Minuten lang, damit er leicht zu handhaben ist.
Um 4 Pizzas herzustellen, teilt man den Teig in 4 gleiche Teile. Jedes Teil wird mit den Händen kreisförmig gestreckt. Die einzelnen Teile rollt man zu 25 cm Durchmesser aus. Die Form wird mit Maismehl bestäubt, und wenn der Teig darin liegt, biegt man ringsum einen kleinen Rand auf. Für jede Pizza braucht man ½ Tasse Tomatensauce, ½ Tasse Mozzarella und 2 Eßl. Parmesan. Man kann sie außerdem mit Knoblauch-, Zwiebel-, Champignonscheiben und Peperonistreifen garnieren. Man backt sie bei 260° C 10 bis 15 Minuten im Ofen.
Freilich, Pizzas machen Arbeit, aber sie sind ein wohlschmeckendes, proteinreiches Abendessen.

Pikanter Zwiebelkuchen 12 Portionen

Durchschnittsportion = 12 g verwertbares Protein
28 bis 34 Prozent des täglichen Proteinbedarfs

TEIG:
1½ Tassen Vollweizenmehl
½ Tasse Sojamehl
½ Teel. Salz
¼ Tasse Öl
1 Eßl. Mohnsamen
Eiswasser

Die trockenen Zutaten werden mit dem Öl mit Mixer oder Gabel vermengt. Man fügt geradesoviel Eiswasser hinzu, daß sich ein fester Teig ergibt. Er wird ausgerollt, in zwei eingefettete Backformen gelegt und kaltgestellt.

BELAG:
3 Tassen Zwiebeln, gehackt und geschmort
2½ Tassen Käse, gerieben
3 Tassen Milch
½ Tasse Trockenmilch
4 bis 5 Eier
1 Teel. Salz
½ Teel. Thymian

Die Zwiebeln werden über die beiden Teigunterlagen verteilt und mit dem Käse bedeckt. Man mischt Mehl, Milchpulver, Eier, Salz und Thymian und gießt das Ganze über den Käse. Bei 180° C etwa 30 Minuten im Ofen bakken.
Dieser Zwiebelkuchen ist besonders pikant, wenn man scharfen Käse verwendet. Nimmt man milderen Käse, sollte man einen Schuß Worcestershiresauce und ½ Teel. Senf beifügen.

Glasierte Torte

12 Portionen

Durchschnittsportion = 7 g verwertbares Protein
16 bis 20 Prozent des täglichen Proteinbedarfs

½ Tasse weiche Butter	2 Tassen Vollweizenmehl
¾ Tasse Honig	½ Tasse Sojamehl
⅔ Tasse Rohzucker	1 Teel. Zimt, gemahlen
2 Eier	½ Teel. Muskat, abgerieben
ZUR WAHL:	½ Teel. Nelkenpfeffer, gemahlen
1.: ½ Tasse Karubenpulver und 1 Eßl. Instantkaffee in ⅓ Tasse Wasser	1 Teel. Natron
oder:	1 Teel. Salz
2.: 1½ Tassen Bananen, zerdrückt	⅔ Tasse Buttermilch oder Joghurt
oder:	⅔ Tasse Sonnenblumenkerne oder gehackte Nüsse
3.: 4 Äpfel in Scheiben	2 Teel. Vanille-Extrakt

Butter, Zucker und Honig werden zu einer Creme zusammengerührt. Dann schlägt man die Eier mit dem Mixer hinein, bis die Mischung flaumig ist. Danach kommen alle trockenen Zutaten hinzu, und man mischt abwechselnd Vanille und Buttermilch oder Joghurt hinein (immer mit dem elektrischen Mixer). (Wahl Nr. 1 wird nun mitgemischt, Wahl Nr. 2 oder 3 von Hand darunter gezogen.) Zum Schluß rührt man die Kerne oder Nüsse hinein. Die Torte wird bei 180° C in einer eingefetteten Form gebacken. Die Backzeit variiert von 25 bis 40 Minuten. Die Torte ist durchgebacken, wenn ein hineingebohrter hölzerner Zahnstocher sauber bleibt. (Die Bananentorte sollte aufgeschnitten werden, solange sie noch warm ist, und auf einem Drahtuntersatz abkühlen, damit sie nicht durchweicht.

Für die Glasur benötigt man 2 Eßl. weiche Butter, ¼ Tasse Honig, 1 Eßl. Vanille. Mit dem Schneebesen werden die Bestandteile zusammengeschlagen, wobei man für die erste Wahl 2 bis 3 Eßl. Milch oder Buttermilch, ¼ Tasse Karubenpulver sowie ⅔ Tasse Trockenmilch hinzufügt, um die gewünschte Konsistenz zu erreichen. Für die Obsttorte nimmt man statt Milch Fruchtsaft und statt des Gewürzes abgeriebene Orangenschale.

Wenn Ihr Kind von dieser Torte nascht, brauchen Sie sich nicht so zu sorgen; es ist gesunde Nahrung.

Weizen-Soja-Pudding 4 Portionen

Durchschnittsportion = 8 g verwertbares Protein
19 bis 22 Prozent des täglichen Proteinbedarfs

2	Tassen Milch	$1/4$	Tasse Rosinen
1	Prise Salz	1	Ei, Dotter und Eiklar getrennt
$1/2$	Tasse Vollweizenmehl	1	Eßl. Sesamsamen
2	Eßl. Sojamehl	2	× 2 Eßl. Honig

Man erhitzt die Milch mit einer Prise Salz und rührt das Weizenmehl hinein. Unter fortwährendem Rühren läßt man den Brei auf kleinem Feuer eindikken. Vom Feuer nehmen und 2 Eßl. Honig, Rosinen und Sojamehl hineinrühren. Das Eigelb wird mit ein wenig heißem Brei verrührt und dann der Masse hinzugefügt. Das steifgeschlagene Eiklar zieht man unter den Brei, der heiß oder abgekühlt sein kann. Der Pudding kommt in eine Form, wird mit 2 Eßl. Honig betropft, mit Sesamsamen bestreut und bei 250° C 25 bis 30 Minuten im Ofen gebacken.
Ob heiß oder kalt serviert, dieser Pudding schmeckt köstlich mit Joghurt, Buttermilch, Sahne oder Milch. Er kann auch als Frühstück dienen.

10. Weizenmehl, Sesamsamen und Sojaprodukte

Ergänzendes Verhältnis:

3 Tassen Vollweizenmehl	$1/2$ Tasse Sojamehl	$2/3$ Tasse Sesammehl oder
oder	oder	$1/2$ Tasse Sesamsamen oder
$2 1/2$ Tassen grobgemahlene Weizenkörner	$1/3$ Tasse Sojagrieß	$1/4$ Tasse Sesambutter

---

VERGLEICH MIT FLEISCH

I. Einzeln gegessen: Verwertbares Protein entspricht:
$6 1/2$ Tassen Vollweizenmehl 320 g Beefsteak
1   Tasse Sojamehl 175 g Beefsteak
1   Tasse Sesamsamen 80 g Beefsteak

575 g Beefsteak

II. Zusammen gegessen: 42 Prozent mehr
$6 1/2$ Tassen Vollweizenmehl und 1 Tasse Sojamehl und 1 Tasse Sesamsamen 795 g Beefsteak

Sesamcrackers   3 bis 4 Dutzend Crackers

$^1/_8$ des Rezepts = 4 g verwertbares Protein
9 bis 11 Prozent des täglichen Proteinbedarfs

1$^1/_2$ Tassen Vollweizenmehl	$^3/_4$ Teel. Salz
$^1/_4$ Tasse Sojamehl	$^1/_2$ Tasse Öl
$^1/_4$ Tasse Sesamsamen	$^1/_2$ Tasse Wasser (nach Bedarf)

Weizen- und Sojamehl werden mit dem Salz zusammengerührt. Das Öl wird dazugegossen und alles gut vermischt. Fügen Sie so viel Wasser hinzu, daß der Teig weich genug wird und sich ganz leicht dünn ausrollen läßt. Man formt ihn zu einer Kugel, die dann 3 mm dick ausgewalkt wird. Man sticht Rechtecke oder Streifen aus und legt sie auf ein nicht eingefettetes Backblech. Bei 180° C im Ofen backen, bis die Crackers knusprig und goldgelb sind.
Diese Crackers sind vielseitig verwendbar, besonders als Zugabe zu Suppen, wenn man sie in Dips taucht oder mit Käse belegt.

Schichtplätzchen   2 Dutzend

1 Plätzchen = 2 g verwertbares Protein
5 bis 6 Prozent des täglichen Proteinbedarfs

UNTERSCHICHT:	$^3/_4$ Tasse Honig oder Rohzucker
$^1/_2$ Tasse weiche Butter	1 Teel. Vanille
$^1/_2$ Tasse Honig	$^1/_4$ Tasse Weizenmehl
1$^1/_4$ Tassen Vollweizenmehl	$^1/_4$ Teel. Salz
$^1/_4$ Tasse Sojamehl	$^1/_2$ Teel. Backpulver
OBERSCHICHT:	$^1/_2$ Tasse Kokosnuß, geraffelt ungesüßt
2 Eier	$^1/_4$ bis $^1/_2$ Tasse Sesamsamen

Der kremigen Butter wird Honig zugefügt; man rührt weiter, bis die Mischung leicht und flaumig ist. Dann werden Vollweizenmehl und Sojamehl dazugerührt. Gut mischen. Die Mischung wird auf ein eingefettetes Backblech gestrichen und bei 180° C 15 bis 20 Minuten im Ofen gebacken, bis sie sich gerade zu bräunen beginnt. Man läßt den Teig 5 Minuten abkühlen, bevor man die Oberschicht dazugibt.
Für die Oberschicht werden die Eier leicht geschlagen. Dann zieht man Honig (oder Rohzucker) und Vanille darunter, danach Vollweizenmehl und Backpulver. Kokosnuß und Sesamsamen werden zuletzt hineingerührt. Dieser Teig wird ebenmäßig auf die heiße Unterschicht gestrichen. Das Ganze muß noch 20 Minuten im Ofen backen. Etwa 30 Minuten abkühlen lassen, bevor man den Kuchen in 2 Dutzend quadratische Plätzchen aufteilt.

Gemüse-Pfannkuchen 8 bis 10 Pfannkuchen

Durchschnittsportion = 7 g verwertbares Protein
16 bis 20 Prozent des täglichen Proteinbedarfs

Öl nach Bedarf
2 kl. Zwiebeln, in Würfel geschnitten
2 Knoblauchzehen, feingehackt
2 kl. Mohrrüben, in Würfel geschnitten
2 kl. Zucchetti, in Würfel geschnitten
3 EBl. Sojasauce
2²/₃ Tassen Vollweizenmehl

½ Tasse Sesammehl
4 EBl. Trockenmagermilch
⅓ Tasse Sojamehl
1 Teel. Salz
½ Tasse Rosinen
2 EBl. Honig
1 Ei, geschlagen
Wasser

Zwiebeln, Knoblauch und Mohrrüben werden in Öl gedünstet, bis die Zwiebeln goldgelb und die Mohrrüben zart sind. Dann werden die Zucchetti hinzugefügt und noch ein Weilchen mitgeschmort. Man besprenkelt das Gemüse mit Sojasauce. Die trockenen Zutaten werden gemischt, bevor man sie mit dem Gemüse, dem geschlagenen Ei und dem Honig vermengt. Bei beiden Mischungen fügt man so viel Wasser hinzu, daß sich ein dicker Brei ergibt. Aus diesem Teig backt man in einer heißen, eingefetteten Bratpfanne Pfannkuchen von 15 cm Durchmesser. Beide Seiten werden bei starker Hitze gebräunt, dann auf kleinem Feuer durchgebacken.

Sesambrötchen mit Orangegeschmack Ungefähr 9 Brötchen

1 Brötchen = 5 g verwertbares Protein
12 bis 14 Prozent des täglichen Proteinbedarfs

1½ Tassen Vollweizenmehl
½ Tasse Sojamehl
1 Teel. Salz
2 Teel. Backpulver
¼ Tasse Sesamsamen

1 Ei, geschlagen
½ Tasse Buttermilch oder Joghurt
¼ Tasse Öl
½ Tasse Honig
1 Teel. abgeriebene Orangenschale

Vollweizen- und Sojamehl, Salz, Backpulver und Sesamsamen werden gemischt. In einer anderen Schüssel vermengt man Ei, Joghurt, Öl und Honig und rührt dann die abgeriebene Orangenschale hinein. Beide Mischungen werden zusammengerührt, nur gerade so lange, daß die trockenen Zutaten feucht werden. Knollen dürfen ruhig entstehen. Mit dem Teig füllt man leicht eingefettete Förmchen zu zwei Dritteln. Bei 190° C ungefähr 20 Minuten im Ofen backen, bis die Brötchen goldgelb sind.
Diese süßen Brötchen sind ein leckeres Gebäck.

Weizen-Soja-Sesam-Brot 2 Laibe (je 12 Scheiben)

1 Brotscheibe = 4 g verwertbares Protein
9 bis 11 Prozent des täglichen Proteinbedarfs

2 Tassen warme Brühe	¾ Tasse Sesamsamen
1 EBl. Backhefe	½ Tasse Sojamehl
¼ Tasse Öl	2 EBl. Sojagrieß
1 Teel. Salz	4 bis 5 Tassen Vollweizenmehl

Die trockene Hefe wird in der Brühe aufgelöst und dann mit Öl, Honig, Salz, Sesamsamen, Sojamehl und -grieß vermischt. Man knetet den Teig, bis er glatt und elastisch ist, und stellt ihn an einen warmen Platz, wo er zu doppeltem Umfang aufgehen soll (ungefähr 1½ Stunden). Danach wird er einige Minuten lang geschlagen und geknetet, wobei man nach Bedarf Vollweizenmehl hinzufügt. Aus dem Teig formt man 2 Laibe, die man in eingefetteten Formen nochmals 1 Stunde lang aufgehen läßt, bis sie ungefähr doppelt so groß geworden sind. Bei 180° C etwa 30 Minuten im Ofen backen.

11. Maismehl und dicke Bohnen

Ergänzendes Verhältnis:
1 Tasse Maismehl ¼ Tasse dicke Bohnen
oder
6 bis 7 Tortillas

VERGLEICH MIT FLEISCH	
I. Einzeln gegessen:	Verwertbares Protein entspricht:
½ Tasse Bohnen	60 g Beefsteak
2 Tassen Maismehl	45 g Beefsteak
	105 g Beefsteak
II. Zusammen gegessen: 50 Prozent mehr	
½ Tasse Bohnen und 2 Tassen Maismehl	150 g Beefsteak

Bei den Rezepten mit dieser Zusammenstellung findet man zwei Ergänzungen in ein und demselben Gericht! Nicht nur ergänzen Hülsenfrüchte und Maismehl einander, sondern meistens kommt auch noch Milchprotein in Form von Käse hinzu. (Ergänzendes Verhältnis zwischen Milch- und Hülsenfrüchte-Protein s. S. 147).

Tostadas — 6 Portionen

2 Tostadas = 11 g verwertbares Protein
26 bis 31 Prozent des täglichen Proteinbedarfs

SAUCE:

- 6 mittelgr. Tomaten, gehackt
- 1 Tasse Zwiebeln, feingehackt
- 2 Teel. Oregano
- ½ Teel. Knoblauch, feingehackt
- 1 Teel. Honig
- 1 Teel. Salz
- ½ Tasse roter Weinessig

Diese Zutaten werden in einer Schüssel gründlich gemischt. Beiseite stellen.

FRIJOLES REFRITOS:

- 1½ Tassen dicke Bohnen
- 5 Tassen Brühe oder Wasser
- 1 Tasse Zwiebeln, gehackt
- 2 mittelgr. Tomaten, gehackt
- ½ Teel. Knoblauch, feingehackt
- 1 Teel. Chilipulver
- 1 Prise Cayennepfeffer
- 1 Teel. Salz

Die Bohnen werden über Nacht eingeweicht und dann mit einer ½ Tasse Zwiebeln, ¼ Tasse Tomaten, je ½ Teel. Knoblauch, Chili und Cayenne in 5 Tassen Wasser oder Brühe gekocht. Wenn die Bohnen gar sind, fügt man Salz hinzu.

In einer großen Bratpfanne wird der Zwiebel- und Knoblauchrest in etwas heißem Öl gedünstet, bis die Zwiebeln glasig sind. Man fügt die übrigen Tomaten hinzu und läßt 3 Minuten lang kochen. Mit einer Gabel drückt man ¼ Tasse Bohnen in die Mischung. Das setzt man vierteltasseweise fort, bis alle Bohnen zerdrückt sind. Diese Masse muß nun noch 10 Minuten lang kochen. Dann wird die Pfanne zugedeckt und warmgestellt.

GARNITUR:

- ¼ Tasse Olivenöl
- 2 Eßl. Rotweinessig
- ¼ Teel. Salz
- 3 Tassen Eisbergsalat, zerzupft

Die Zutaten werden gründlich gemischt. Dann zieht man die Sauce unter die Salatblätter.

TORTILLAS:

- 1 Dutzend Tortillas
- Öl zum Backen

Jede Tortilla (Maispfannkuchen) wird auf beiden Seiten (je ungefähr ½ Minute) gebacken und auf Papiertücher gelegt (Rezept s. S. 142).

Gebackene vegetarische Enchilada 4 Portionen

Durchschnittsportion = 9 g verwertbares Protein
21 bis 25 Prozent des täglichen Proteinbedarfs

- 1/2 Tasse dicke Bohnen, gekocht
- 1 Zwiebel, gehackt
- 1 Knoblauchzehe, feingehackt
- 5 bis 6 Champignons, in Scheiben geschnitten
- 1 grüne Pfefferschote, gehackt
- 1 1/2 Tassen Tomaten, gedünstet
- 1 Eßl. Chilipulver
- 1 Teel. Kümmel, gemahlen
- Salz nach Geschmack
- 1/2 Tasse Rotwein
- 6 bis 8 Tortillas
- 1/2 Tasse Emmentalerkäse, gerieben
- 1/2 Tasse halb Quark, halb Joghurt
- schwarze Oliven

Zwiebel, Knoblauch, Champignons und Pfefferschote werden gedünstet. Man fügt die gekochten dicken Bohnen, Tomaten, Gewürze, Salz und Wein hinzu und läßt 30 Minuten leise kochen. In eine eingefettete Kasserolle legt man eine Schicht Tortillas, eine Schicht Sauce, 3 Eßl. geriebenen Käse, 3 Eßl. Quark-Joghurt-Mischung. (Statt dieser Mischung kann man natürlich sauren Rahm nehmen, aber saurer Rahm hat je Gramm verwertbares Protein 82 Kalorien im Vergleich zu 14 bis 17 Kalorien der Quark-Joghurt-Mischung. Sie können also wählen!) Das wird wiederholt, bis alle Zutaten aufgebraucht sind. Mit Quark-Joghurt garnieren und bei 180° C 15 bis 20 Minuten im Ofen backen.

Mais-Bohnen-Auflauf 4 bis 6 Portionen

Durchschnittsportion = 10 g verwertbares Protein
23 bis 28 Prozent des täglichen Proteinbedarfs

TEIG:
- 2 Tassen Maismehl
- 1/2 Teel. Salz
- 2 Eßl. Bierhefe
- 3 Eßl. Öl
- 1/2 bis 3/4 Tasse heiße Brühe (so viel, bis der Teig die zum Backen erforderliche Dickflüssigkeit hat)

Alle Zutaten werden gemischt. Mit dem Teig legt man eine eingefettete Auflaufform aus.

FÜLLUNG:
- Öl nach Bedarf
- 1 Zwiebel, gehackt
- 1/2 Tasse Mohrrüben, gehackt
- 1/2 Tasse Sellerie, gehackt
- 1 Tasse dicke Bohnen, gekocht
- 1 Teel. Kümmel, gemahlen
- 1 Prise Cayennepfeffer
- 1/4 Tasse Brühe
- 3 Eßl. Sojasauce
- 1/3 Tasse (oder mehr) geriebenen scharfen Käse

Zwiebel, Möhrrübe und Sellerie werden kurz in Öl gedünstet. Man fügt Bohnen und Gewürze hinzu und füllt das Ganze in die Teigschale. Darüber gießt man die mit der Sojasauce gemischte Brühe. Bei 180° C ungefähr 25 Minuten im Ofen backen. Aus dem Ofen nehmen, mit geriebenem Käse bestreuen und noch 5 Minuten lang backen lassen.

Pikante gefüllte Maispfannkuchen 4 bis 6 Portionen

Durchschnittsportion = 7 g verwertbares Protein
16 bis 20 Prozent des täglichen Proteinbedarfs

SAUCE:
Öl nach Bedarf
1 Tasse Zwiebeln, gehackt
2 Tassen Tomaten, aus der Büchse
150 g Tomatenpüree
1 Knoblauchzehe, feingehackt
1 Prise Cayennepfeffer
10 Tropfen scharfe Chilisauce
$1/2$ Eßl. Chilipulver
1 Eßl. Honig
$1/2$ Teel. Salz
$1/4$ Teel. Kümmel, gemahlen

Die Zwiebeln werden in ungefähr 2 Eßl. Öl goldgelb gedünstet. Alle übrigen Zutaten kommen hinzu, und man läßt sie 30 Minuten unzugedeckt köcheln.
Dies ist eine höllisch scharfe Sauce. Wenn man sie milder wünscht, läßt man Pfeffer und Kümmel weg und vermindert die Menge der Chilisauce und des -pulvers.

FÜLLUNG:
$1/2$ Tasse dicke Bohnen, gekocht und püriert
1 Knoblauchzehe, feingehackt
$1/2$ Tasse Zwiebeln, gehackt
2 Eßl. Oliven, gehackt
1 Teel. Chilipulver
$1/4$ Teel. Salz
Öl

Zwiebeln, Knoblauch und Oliven werden in Öl gedünstet. Man fügt das Bohnenpüree und die Gewürze hinzu, unter Umständen auch etwas Sauce, wenn die Konsistenz zu dick ist.
6 bis 8 Maispfannkuchen (Tortillas) werden mit je 2 bis 3 Eßl. dieser Füllung und 1 Eßl. geriebenem Käse zusammengerollt. Man legt sie in eine flache Backform, bedeckt sie mit der Sauce, bestreut sie mit geriebenem Käse und garniert sie mit halbierten schwarzen Oliven. Bei 180° C etwa 30 Minuten im Ofen backen, bis sie brutzelnd heiß sind.

Mexikanischer Auflauf 4 Portionen

Durchschnittsportion = 8 g verwertbares Protein
19 bis 22 Prozent des täglichen Proteinbedarfs

½ Tasse dicke Bohnen, gekocht	2 Teel. Backpulver
¾ Tasse Bohnenbrühe	1 Tasse Maismehl
1 Zwiebel, gehackt	1 Eßl. Chilipulver, evtl. mehr
1 Knoblauchzehe, feingehackt	½ Teel. Kümmel, gemahlen
1 Ei, geschlagen	½ Teel. Salz
¼ Tasse schwarze Oliven, in Scheiben geschnitten	½ Tasse Käse, gerieben

Zwiebel und Knoblauch werden gedünstet und dann mit allen Zutaten außer dem Käse und den Oliven gemischt. Erst wenn diese Masse in der Auflaufform ist, wird sie mit dem Käse und den Olivenscheibchen bestreut. Bei 180° C ungefähr 15 Minuten im Ofen backen. Man kann den Auflauf vor dem Auftragen mit Tomatensauce übergießen.

12. Mais, Sojaprodukte und Milch

Ergänzendes Verhältnis:

1 Tasse Maismehl	⅓ Tasse Sojamehl (entfettet)	4 Eßl. Trockenmagermilch
	oder	oder
	¼ Tasse Sojagrieß	1 ¼ Tassen Milch

VERGLEICH MIT FLEISCH	
I. Einzeln gegessen:	Verwertbares Protein entspricht:
1 Tasse entfettetes Sojamehl (oder ¾ Tasse Sojagrieß)	260 g Beefsteak
¾ Tasse Trockenmagermilch	170 g Beefsteak
3 Tassen Maismehl	60 g Beefesteak
	490 g Beefsteak
II. Zusammen gegessen: 13 Prozent mehr	
1 Tasse entfettetes Sojamehl und ¾ Tasse Trockenmagermilch und 3 Tassen Maismehl	545 g Beefsteak

Maisbrot   6 gutbemessene Scheiben

1 Scheibe = 6 g verwertbares Protein
14 bis 17 Prozent des täglichen Proteinbedarfs

MISCHEN:
- 1 Tasse Vollmaismehl
- 1/2 Tasse Sojamehl
- 1/4 Tasse Vollweizenmehl
- 2 Teel. Backpulver
- 1 Teel. Salz

MISCHEN:
- 1 Ei
- 1 Tasse Milch
- 2 1/2 Eßl. Trockenmagermilch
- 3 Eßl. Honig

Die feuchte Mischung wird mit der trockenen vermengt und glatt zusammengerührt (am besten mit dem elektrischen Mixer). Man gibt den Teig in eine gut eingefettete Brotform und läßt ihn bei 190° C ungefähr 30 Minuten im Ofen backen.

Bostoner Brot   15 Scheiben

1 Scheibe = 3 g verwertbares Protein
7 bis 8 Prozent des täglichen Proteinbedarfs

- 1 3/4 Tassen Vollweizenmehl
- 1 Tasse gelbe Maiskörner, feingemahlen
- 1/2 Tasse Sojamehl
- 1 Teel. Natron
- 1 Eßl. Backpulver
- 1 Teel. Salz
- 3/4 Tasse Melasse
- 2 Tassen Milch
- 1 Tasse Rosinen

Weizen-, Mais- und Sojamehl, Natron, Backpulver und Salz werden gemischt. In einer großen Schüssel vermengt man Milch und Melasse. In diese Mischung werden die Rosinen und das Mehlgemisch gerührt. Innenseiten und Deckel einer Form werden gut eingefettet. Wenn man über keinen festschließenden Deckel verfügt, kann man eine Alufolie benutzen. Die Form wird nur zu drei Vierteln gefüllt, verschlossen und auf einen Untersetzer in einen Kessel gesetzt, der kochendes Wasser (2 1/2 cm hoch) enthält. Der Topf muß fest verschlossen werden. Man läßt bei starker Hitze kochen, bis Dampf entweicht; dann wird das Feuer kleiner gestellt. Diesem Dampfbad wird das Brot 3 Stunden ausgesetzt, wobei man nach Bedarf kochendes Wasser nachgibt.

Man kann diesem Brot auch Quark zusetzen, der mit gehackten Datteln und Nüssen vermischt ist. Es ist dunkel und reichhaltig, aber nicht schwer. Kinder lieben es. Unter Umständen verteilt man den Teig auf zwei Formen; man muß sich nach den zur Verfügung stehenden Utensilien richten. Die Mühe lohnt sich!

Maisbrötchen mit Ananas ungefähr 15 Brötchen

1 Brötchen = 4 g verwertbares Protein
9 bis 11 Prozent des täglichen Proteinbedarfs

1 Tasse Vollweizenmehl	1 Tasse Wasser (oder halb Wasser, halb Ananassaft)
1/3 Tasse Sojamehl	
3 Teel. Backpulver	1/4 Tasse Butter, geschmolzen
1 Teel. Salz	2 Eßl. Honig
1 Tasse Maismehl	225 g zerdrückte Ananas (ungesüßt), aus der Büchse ohne Saft (oder Orangenmarmelade)
8 1/2 Eßl. Trockenmilchpulver (ungefähr 1/2 Tasse)	
2 Eier, geschlagen	

Alle trockenen Zutaten werden zusammengerührt, auch die Trockenmilch. Dann mischt man die übrigen Zutaten (mit Ausnahme evtl. Konserven) und rührt sie in die trockene Mischung. Nicht zu stark rühren! Die eingefetteten Förmchen werden zu zwei Dritteln gefüllt; darauf kommen 1/4 bis 1/2 Teel. Konserven. Bei 200° C ungefähr 20 Minuten backen, bis die Brötchen goldgelb sind. Wenn die Brötchen süßer sein sollen, braucht man nur die Honigmenge zu erhöhen.

Maiskuchen 6 bis 8 Portionen

Durchschnittsportion = 4 g verwertbares Protein
9 bis 11 Prozent des täglichen Proteinbedarfs

1 Tasse feines Maismehl	1 1/2 Teel. Backpulver
1/3 Tasse Sojamehl	1/2 Teel. Zimt
4 Eßl. Trockenmagermilch	1/2 Teel. Muskatnuß, abgerieben
1/2 Tasse Vollweizenmehl	1 Prise Salz
1 Tasse Rohzucker	1 Tasse Rosinen
	1/4 Tasse Pflanzenöl

Man läßt Öl, Rosinen, Salz und Gewürze in 1 1/4 Tassen Wasser köcheln und dann abkühlen. Hierauf werden die trockenen Zutaten hinzugefügt und alles gut gemischt. Der Teig kommt in eine gut eingefettete eckige Kuchenform. Bei 190° C eine Stunde lang im Ofen backen lassen.
Der Kuchen wird mit einem dicken Belag aus Buttermilch und Apfelmus bestrichen.

Maiswaffeln 6 Waffeln

2 Waffeln = 13 g verwertbares Protein
30 bis 36 Prozent des täglichen Proteinbedarfs

2 Eier, geschlagen	1 Tasse Maismehl
1 Tasse Milch und 1 Eßl. Trockenmagermilch	¹/₃ Tasse Sojamehl
	¹/₂ Teel. Salz
3 Eßl. Öl	2 Teel. Backpulver
3 Eßl. Melasse	(Öl nach Bedarf für das Waffeleisen)

Die geschlagenen Eier werden mit Öl, Milch und Melasse gut gemischt. Mais- und Sojamehl, Salz und Backpulver werden für sich vermengt und dann der ersten Mischung beigefügt. Alles gut durchmischen. Man backt den Teig im heißen eingeölten Waffeleisen, wobei man für eine Waffel ungefähr ¹/₂ Tasse Teig nimmt.
Die leicht herstellbaren, goldknusprigen Waffeln schmecken erstaunlich gut.

Indischer Pudding 4 bis 6 Portionen

Durchschnittsportion = 12 g verwertbares Protein
28 bis 34 Prozent des täglichen Proteinbedarfs

4 Tassen Milch	³/₄ Teel. Salz
1 Tasse gelbes Maismehl	¹/₂ Teel. Zimt, gemahlen
¹/₄ Tasse Sojagrieß, eingeweicht in ¹/₂ Tasse Wasser	¹/₄ Teel. Nelken, gemahlen
	¹/₄ Teel. Ingwer, gemahlen
¹/₃ Tasse Butter	¹/₈ Teel. Nelkenpfeffer, gemahlen
¹/₂ Tasse Rohzucker	¹/₈ Teel. Muskatnuß, abgerieben
²/₃ Tasse Melasse	2 Eier, geschlagen

Wenn die Milch kocht, läßt man Maismehl und Sojagrieß einlaufen und schlägt bei geringer Hitze mit dem Schneebesen glatt. Sobald sich der Brei verdickt hat, wird er vom Feuer genommen. Außer den Eiern werden die übrigen Zutaten beigefügt. Erst wenn der Brei ein wenig abgekühlt ist, werden die geschlagenen Eier daruntergezogen. Man läßt den Pudding in einer eingefetteten Form bei 160° C im Ofen backen, bis er fest ist (45 bis 60 Minuten).
Dieser Pudding ist sowohl heiß als auch kalt köstlich, besonders mit Joghurt, saurem Rahm oder Eiskrem. Abwechslungshalber kann man statt des Zukkers ¹/₂ Tasse gehackte Dörrfrüchte beigeben.

13. Erbsen und Milch

Ergänzendes Verhältnis:
1 Tasse Erbsen

½ Tasse Trockenmagermilch
oder
2 Tassen Magermilch
oder
70 g Käse (gerieben)

VERGLEICH MIT FLEISCH

I. Einzeln gegessen:	Verwertbares Protein entspricht:
½ Tasse Trockenmagermilch	95 g Beefsteak
1 Tasse Erbsen	120 g Beefsteak
II. Zusammen gegessen: 11 Prozent mehr	215 g Beefsteak
½ Tasse Trockenmagermilch und	
1 Tasse Erbsen	235 g Beefsteak

Im amerikanischen Text ist oft von Garbanzo-Bohnen die Rede, bei uns sind sie als Kichererbsen (chick peas) bekannt. Kichererbsen und dicke (schwarze) Bohnen werden meistens in diesen Tests benutzt. Dieses Gemüse kann ohne Zweifel auch für andere Bohnen- oder Erbsenarten stehen, ist doch die Struktur der Aminosäuren innerhalb dieser Gemüseart sehr ähnlich.

Gemüsecremesuppe   6 bis 8 Portionen

Durchschnittsportion = 10 g verwertbares Protein
23 bis 28 Prozent des täglichen Proteinbedarfs

¾ Tasse Kichererbsen, fast gargekocht
½ Tasse Basilikum, Spinat oder Petersilie (frisch)
1 Knoblauchzehe, feingehackt
1 Tasse Parmesan, gerieben
Olivenöl nach Bedarf
Salz nach Geschmack

5 Kohlrabi, in Würfel geschnitten mit gehackten Blättern
1 Kohlkopf, feingehackt
2 Tassen Spinat ohne Stiele, gehackt
¼ Tasse Petersilie
3 Tassen Milch
evtl. Sherry nach Geschmack

Zuerst stellt man »Pesto« her, die genuesische grüne Sauce, indem man frischen Basilikum, Knoblauch und Parmesan mit genügend Öl mit dem Mixer zu einem glatten Brei vermengt.

Alle Gemüse werden mit den Erbsen und der Erbsenbrühe in einen Topf getan. Man gibt Wasser zu, bis sie ganz bedeckt sind. Petersilie und Salz werden hinzugefügt. Wenn das Gemüse ungefähr eine Stunde gekocht hat, kommt die Milch dazu, und man läßt noch etwa 15 Minuten köcheln. Nun wird der Pesto hineingerührt (nach Belieben auch Sherry) und das Ganze weitere 5 Minuten erhitzt. Sofort auftragen.

Gefüllte Pfefferschoten 6 Portionen

Durchschnittsportion = 7 g verwertbares Protein
16 bis 20 Prozent des täglichen Proteinbedarfs

1 Tasse Erbsen, gekocht und püriert	1 Eßl. Petersilie, gehackt
Öl nach Bedarf	Salz nach Geschmack
$1/2$ Zwiebel, gehackt	Wasser nach Bedarf
3 Tomaten, zerkleinert	6 grüne Pfefferschoten, ausgehöhlt
$1/2$ Teel. Basilikum	Mehr als $2/3$ Tasse Käse, gerieben
$1/2$ Tasse Sellerie, gehackt	

Zwiebel und Sellerie werden in Öl gedünstet, bis die Zwiebelstückchen glasig sind. Man rührt Tomaten, Erbsenpüree und Kräuter hinein, auch Flüssigkeit, wenn die Mischung zu trocken ist. Vom Feuer nehmen, $2/3$ Tasse geriebenen Käse und Salz nach Geschmack hinzufügen. Mit dieser Mischung werden die vorbereiteten Pfefferschoten gefüllt und bei 200° C in einer Form gebacken, die 2$1/2$ cm hoch mit Wasser gefüllt ist. Man muß überprüfen, daß die Form während der 25- bis 30minütigen Backzeit im Ofen nicht austrocknet. Während der letzten 10 Minuten werden die Pfefferschoten mit geriebenem Käse bestreut.

Gebackene Gemüsespeise 3 Portionen

Durchschnittsportion = 7 g verwertbares Protein
16 bis 20 Prozent des täglichen Proteinbedarfs

$1/2$ Tasse Kichererbsen oder andere Hülsenfrüchte	1 Prise Salz
2 Tassen Brühe	1 Knoblauchzehe, zerdrückt
1 Lorbeerblatt	$1/4$ Pfd. grüne Bohnen, zerbrochen
1 Teel. Basilikum	2 gr. Tomaten, geschnitten
1 Teel. Salbei	$1/2$ Tasse oder mehr Käse, gerieben
10 Pfefferkörner	Butter

Die Hülsenfrüchte werden über Nacht mit Lorbeerblatt, Basilikum, Salbei, Pfefferkörnern und Knoblauch in Brühe eingeweicht. Dann kocht man sie mit den Gewürzen gar, entfernt Lorbeerblatt und Pfefferkörner und salzt. In eine eingefettete Form legt man schichtweise die abgesiehten Hülsenfrüchte, die grünen Bohnen, die Tomatenscheiben und den Käse (Käse auf jeden Fall zum Schluß). Mit Butterflöckchen besetzen und bei 180° C 30 Minuten lang im Ofen backen.

Erbsensalat 4 bis 5 Portionen

Durchschnittsportion = 8 g verwertbares Protein
19 bis 22 Prozent des täglichen Proteinbedarfs

- 1/2 Tasse Kichererbsen, gekocht und abgekühlt
- 2 Handvoll Salatblätter, zerzupft
- 1/2 Tasse Lauch, in Scheiben geschnitten
- 1 grüne Pfefferschote, gehackt
- 1/2 Tasse grüne Erbsen, ausgepellt
- 1/2 Tasse Mohrrüben, in Würfel geschnitten
- 1/2 Tasse Gurken, in Würfel oder Scheiben geschnitten
- 1 Handvoll Feldsalat
- 2/3 Tasse Käse, gerieben
- 1 Tasse Bohnen oder Luzerne-Keimlinge

Man mischt alle diese Zutaten mit der bevorzugten Salatsauce und richtet den Erbsensalat auf grünen Blättern an. Natürlich kann man den Salat nach Belieben zusammenstellen, auch je nach Saison; Hauptsache ist, daß er die gekochten Kichererbsen und den Käse enthält.

Gebackenes Erbsengericht 4 Portionen

Durchschnittsportion = 10 g verwertbares Protein
23 bis 28 Prozent des täglichen Proteinbedarfs

- 1 Tasse Kichererbsen, gekocht
- 2 Tassen Erbsenbrühe
- Öl nach Bedarf
- 2 Tassen Zwiebeln, feingehackt
- 4 Eßl. Öl
- 4 Eßl. Vollweizenmehl
- 2 Teel. Salz
- 1/2 Tasse Milchpulver

Die Zwiebel wird in Öl glasig gedünstet. Die nach Belieben zerhackten oder grobpürierten Erbsen rührt man hinein. Diese Mischung kommt zuunterst in eine eingefettete Form.
Das Mehl wird in 4 Eßl. Öl unter fortwährendem Rühren braungeröstet. Man löscht mit der Brühe ab, die mit dem Milchpulver vermengt worden ist. Auf kleinem Feuer läßt man unter öfterem Rühren die Sauce eindicken und salzt

sie. Sie wird über das Erbsenpüree gegossen. Bei mittlerer Hitze (180° C) 30 Minuten im Ofen backen und mit gehackter Petersilie bestreuen.

14. Kichererbsen und Sesamsamen

Ergänzendes Verhältnis:
1/2 Tasse Kichererbsen

1/2 Tasse Sesamsamen
oder
3/4 Tasse Sesammehl
oder
1/4 Tasse Sesambutter

VERGLEICH MIT FLEISCH	
I. Einzeln gegessen:	Verwertbares Protein entspricht:
1 Tasse Kichererbsen	120 g Beefsteak
1 1/2 Tassen Sesamsamen	110 g Beefsteak
	230 g Beefsteak
II. Zusammen gegessen: 27 Prozent mehr	
1 Tasse Erbsen und 1 1/2 Tassen Sesamsamen	295 g Beefsteak

Auch in diesem Fall ist das Verhältnis zwischen Kichererbsen und Sesamsamen angegeben, weil sie bei den Versuchen zur Bestimmung der Ergänzung benutzt worden sind. Aber aller Wahrscheinlichkeit nach wäre man bei Experimenten mit anderen Hülsenfrüchten einerseits und Sonnenblumenkernen andrerseits zum gleichen Ergebnis gelangt.

Erbsen-Imbiß ungefähr 1 1/2 Tassen

1/2 Tasse = 4 g verwertbares Protein
9 bis 11 Prozent des täglichen Proteinbedarfs

1 Tasse Kichererbsen, gekocht
2 Eßl. Butter
2 Knoblauchzehen, zerdrückt
1 1/2 Tassen Sesamsamen, leichtgeröstet
1/4 Teel. Knoblauch- oder Zwiebelsalz (nach Belieben)

1/4 Teel. Senf, 1/2 Teel. Chilipulver und
1 Teel. Salz
oder
1/2 Teel. gemahlener Ingwer und 1 1/2 Teel. Sojasauce

Der Knoblauch wird in Butter gedünstet, dann fügt man die gekochten Erbsen hinzu. Man läßt unter öfterem Rühren langsam dünsten, bis die goldbraunen Erbsen brutzeln. Sie sollten knusprig, aber innen zart sein. Man mischt sie mit dem gerösteten Sesamsamen (und evtl. mit Knoblauch- oder Zwiebelsalz). Darunter zieht man entweder Senf, Chilipulver und Salz oder Ingwer und Sojasauce. Wenn möglich, heiß essen.

Diesen Imbiß kann man gut einfrieren. Man läßt ihn dann nicht auftauen, sondern legt ihn aufs Backblech in den heißen Ofen, bis er bei Oberhitze aufzutauen beginnt.

Gebackenes Püree aus Kichererbsen 4 Portionen

Durchschnittsportion = 11 g verwertbares Protein
26 bis 31 Prozent des täglichen Proteinbedarfs

2 Tassen Brot oder Brösel	1 Lorbeerblatt
2 Tassen Brühe oder Wasser, heiß	$1/2$ Teel. Salz
Öl nach Bedarf	$1/4$ Tasse Petersilie, gehackt
2 Zwiebeln, gehackt	3 Eßl. Sojasauce
$1/2$ Tasse Sesammehl	$2/3$ Tasse Erbsen, gekocht und püriert
je $1/8$ Teel. Thymian, Koriander, abgeriebene Muskatnuß	$2/3$ Tasse Käse gerieben

Man läßt altbackenes Brot in heißer Brühe einweichen, während man die Zwiebeln in Öl dünstet, bis sie goldgelb sind. Dann werden Sesammehl und -butter hinzugefügt. Wenn das Mehl leichtgebräunt ist, löscht man mit der Brotbrühe ab und kocht die Mischung, bis sie eingedickt ist (etwa 15 Minuten). Nun kommen Gewürze und Kräuter hinzu und nach fünfminütigem Kochen zum Schluß das Erbsenpüree. Gut umrühren. Die Masse wird in einer Form bei 160° C 30 Minuten lang im Ofen gebacken. In den letzten 10 Minuten wird sie mit dem geriebenen Käse bestreut.

Das Mißverhältnis der Erbsen wird bei diesem Rezept durch das Milchprotein im Käse ausgeglichen. Dieses Gericht schmeckt heiß ebenso gut wie kalt, und man kann es sogar auch als Brotaufstrich verwenden.

Klößchen aus Kichererbsen 4 Portionen

Durchschnittsportion = 7 g verwertbares Protein
16 bis 20 Prozent des täglichen Proteinbedarfs

½ Tasse Kichererbsen, gekocht	2 Pfefferschoten, feingehackt
Öl nach Bedarf	2 Zwiebeln, gehackt
¾ Tasse Sesammehl	¼ Pfd. Champignons, gehackt
¼ Tasse Bierhefe	Saft von 1 Zitrone

Die gekochten Erbsen werden püriert und mit dem Zitronensaft vermischt. Dann vermengt man sie mit den übrigen Zutaten und formt kleine Klöße. Die Klößchen wälzt man in Vollweizenflocken. Sie werden in heißem Öl schnell gebraten, bis sie durchhitzt sind; sie dürfen nicht zerkochen. Man serviert sie heiß oder kalt mit Salat.

15. Sojaprodukte, Weizen, Reis und Erdnüsse

Ergänzendes Verhältnis:

⅓ Tasse Sojabohnen oder -grieß oder	¼ Tasse Erdnüsse oder	⅔ Tasse Weizenkörner
½ Tasse Sojamehl	⅛ Tasse Erdnußbutter	¾ Tasse Reis oder
		¾ Tasse Vollweizenmehl

VERGLEICH MIT FLEISCH

	Verwertbares Protein entspricht:
I. Einzeln gegessen:	
⅓ Tasse Sojabohnen	90 g Beefsteak
¼ Tasse Erdnüsse	30 g Beefsteak
⅔ Tasse Weizenkörner	30 g Beefsteak
¾ Tasse Reis	40 g Beefsteak
	190 g Beefsteak
II. Zusammen gegessen: 15 Prozent mehr ⅓ Tasse Sojabohnen und ¼ Tasse Erdnüsse und ⅔ Tasse Weizenkörner und ¾ Tasse Reis	210 g Beefsteak

Curry-Sojabohnen mit Erdnüssen 4 Portionen

Durchschnittsportion = 11 g verwertbares Protein
26 bis 31 Prozent des täglichen Proteinbedarfs

1/3 Tasse Sojabohnen, gekocht mit: 1/4 Tasse rohen Erdnüssen und 1 Lorbeerblatt	1/2 Teel. roher Ingwer, gemahlen
1 EBl. Currypulver	1 bis 1 1/2 Tassen Joghurt
1 Apfel, feingehackt	1 Teel. Estragon
1 Zwiebel, feingehackt	Paprika
2/3 Tasse Weizenkörner	Sojasauce
3/4 Tasse Naturreis	1 Lorbeerblatt
	Öl

Currypulver, Apfel und Zwiebel werden in etwas Öl gedünstet, bis die Zwiebel glasig ist. Dann rührt man die mit einem Lorbeerblatt gekochten Sojabohnen und Erdnüsse hinein, hierauf Ingwer, Paprika sowie Sojasauce nach Geschmack. Man füllt die Masse in eine Schüssel und zieht den Joghurt darunter. (Wenn man den Joghurt in den heißen Kochtopf gibt, gerinnt er.)
Die Currybohnen werden angerichtet über: 2/3 Tasse Weizenkörner, die man zusammen mit 3/4 Tasse Naturreis und 1 Teel. Estragon gekocht hat.

Sojabohnen-Kroketten 4 Portionen

Durchschnittsportion = 14 g verwertbares Protein
32 bis 39 Prozent des täglichen Proteinbedarfs

3/4 Tasse Sojabohnen, über Nacht eingeweicht	3/4 Tasse Walnüsse
1 Zwiebel, gehackt	1 Zwiebel, feingehackt
1 Lorbeerblatt	2 EBl. Butter
1 Teel. Salz	2 Eier, gut geschlagen
2 Tomaten, geschält, zerzupft	Brösel oder Weizenkeimlinge
1/4 Tasse Erdnüsse	3/4 Tasse Naturreis
	2/3 Tasse Weizenkörner

Bohnenmischung: Entweder kocht man die eingeweichten Sojabohnen mit Zwiebel, Lorbeerblatt und Salz und fügt in den letzten 10 Minuten die Tomaten hinzu, oder man kocht die nicht eingeweichten Bohnen mit den Zutaten im Dampfkochtopf und fügt hernach die leicht gedünsteten Tomaten hinzu. Die Flüssigkeit wird abgeseiht (für eine Suppe aufheben). Die Masse wird leicht püriert.
Nußmischung: Am einfachsten ist es, Erdnüsse, Walnüsse, zerschnittene Zwiebel und Butter mit dem elektrischen Mixer zu vermengen, bis die Nüsse grobgemahlen sind.
Beide Mischungen werden vermengt. Der Brei sollte ziemlich feucht sein,

doch wenn er zu feucht ist, tut man Brösel dazu. Man formt daraus Klöße, die in den Eiern und dann in Weizenkeimlingen oder Bröseln gewälzt werden. Bei 200° C im Ofen 30 Minuten braun backen. Sie werden vor dem Anrichten mit Tomaten- oder Käsesauce übergossen.

Sojabohnen auf spanische Art 6 bis 8 Portionen

Durchschnittsportion = 13 g verwertbares Protein
30 bis 36 Prozent des täglichen Proteinbedarfs

$2/3$ Tasse Sojabohnen, gekocht mit:	1 Prise Cayenne-Pfeffer
$1/2$ Tasse rohen Erdnüssen	3 Eßl. Bierhefe
2 Tassen Tomaten, gedünstet	1 Teel. Oregano
1 Eßl. Öl	1 Teel. Selleriesamen, gemahlen
1 Tasse Zwiebeln, gehackt	$1 1/3$ Tassen Weizenkörner und
1 Pfefferschote, gehackt	$1 1/2$ Tassen Naturreis, zusammen gekocht
1 Teel. Sojamehl	
1 Teel. Salz	

Außer dem Körnerbrei werden alle Zutaten vermischt. Man läßt die Mischung 15 Minuten auf kleinem Feuer leicht kochen. Sie wird über dem Körnerbrei angerichtet.

Gemüsepastete 6 Portionen

Durchschnittsportion = 8 g verwertbares Protein
19 bis 22 Prozent des täglichen Proteinbedarfs

TEIG:

1 Tasse Vollweizenmehl	1 Teel. Salz
1 knappe Tasse Naturreismehl (selbstgemahlen: $3/4$ Tasse Naturreis)	$1/2$ Tasse Butter, aufgeweicht
	2 bis 3 Eßl. Wasser

Mehl und Salz werden vermischt, die Butter hineingerührt und so viel Wasser hinzugefügt, daß der Teig zu einer Kugel geformt werden kann. Mit dem ausgerollten Teig wird eine eckige Kuchenform ausgekleidet. Den Rest hebt man für den Gitterdeckel auf. Mindestens 2 Stunden kaltstellen. Dann bei 180° C die leere Hülle 5 Minuten im Ofen backen.

FÜLLUNG:

1 Tasse Broccoli, zerstückelt	$1/3$ Tasse Sojabohnen, gekocht
1 Tasse Kohl, zerzupft	$1/4$ Tasse rohe Erdnüsse, gekocht
1 Tasse Mohrrüben, gehackt	$1/4$ Tasse Öl
1 Tasse Blumenkohlröschen	$1/4$ Tasse Vollweizenmehl
1 Zwiebel, gehackt	2 Tassen Brühe
$1/2$ Tasse Sellerie, gehackt	$1/2$ Teel. Basilikum
$1/2$ Tasse Champignons, gehackt	$1/2$ Teel. Dillsamen, gemahlen
$1/2$ Teel. Salz	$1/2$ Teel. Oregano
	1 Ei, geschlagen

Die zubereiteten Gemüse werden mit den Sojabohnen und Erdnüssen gut vermischt. Diese Mischung kommt in die vorgebackene Teighülle.

Öl, Mehl und Brühe rührt man zu einer Sauce zusammen. Während sie sich verdickt, werden Kräuter und Salz hinzugefügt. Ein wenig von der Sauce rührt man in das geschlagene Ei, bevor es unter die Sauce gezogen wird.

Diese Sauce gießt man über das Mischgemüse in der Teighülle, wobei man sie, wenn nötig, vorsichtig verteilt.

Aus dem Teigrest stellt man ein Gitter oder einen Deckel her. Bei 180° C wird die Pastete 45 bis 60 Minuten im Ofen gebacken, bis das Gitter oder der Deckel leicht gebräunt ist und die Füllung blubbert.

Für diese kräftige Pastete kann man jedes frische Gemüse verwenden, nur muß man sowohl die Sojabohnen und Erdnüsse dazutun als auch den Reis-Weizen-Teig herstellen.

Wenn Sie sich die Arbeit mit der Pastete ersparen wollen, können Sie das Gemüse in einer eingefetteten Auflaufform backen und dann über einem gekochten Brei anrichten, der aus $3/4$ Tasse Naturreis und $3/4$ Tasse Weizenkörnern besteht.

16. Sojaprodukte, Sesamsamen und Erdnüsse

Ergänzendes Verhältnis:

1 Tasse Sojamehl oder	$1 3/4$ Tassen Sesamsamen oder	225 g rohe Erdnüsse (etwa $1 1/2$ Tassen) oder
$2/3$ Tasse Sojabohnen oder -grieß	$2 1/3$ Tassen Sesammehl oder	$7/8$ Tasse Erdnußbutter oder
	$7/8$ Tasse Sesambutter	2 Tassen gemahlene Erdnüsse

VERGLEICH MIT FLEISCH

	Verwertbares Protein entspricht:
I. Einzeln gegessen:	
$2/3$ Tasse Sojabohnen	170 g Beefsteak
$1 3/4$ Tassen Sesamsamen	135 g Beefsteak
$1 1/2$ Tassen Erdnüsse	185 g Beefsteak
	490 g Beefsteak
II. Zusammen gegessen: 25 Prozent mehr	
$2/3$ Tasse Sojabohnen und $1 3/4$ Tassen Sesamsamen und $1 1/2$ Tassen Erdnüsse	510 g Beefsteak

Auch bei den Rezepten mit dieser Zusammenstellung kann man den Sesamsamen nach Belieben durch Sonnenblumenkerne ersetzen, da sich dieselbe Ergänzung ergeben würde.

Nudelauflauf mit Nüssen 8 bis 10 Portionen

Durchschnittsportion = 15 g verwertbares Protein
35 bis 42 Prozent des täglichen Proteinbedarfs

350 g Vollweizen- oder Sojanudeln, gekocht	1 Tasse Acajounüsse
$^2/_3$ Tasse Sojabohnen, gekocht	2 Tassen Joghurt (oder mehr)
$^1/_2$ Tasse Butter	$^2/_3$ Tasse Sesambutter
2 mittelgr. Zwiebeln, gehackt	$^1/_2$ Tasse Sesammehl, geröstet
$1^1/_2$ Tassen Erdnüsse	Salz und Pfeffer nach Geschmack
	1 Teel. abgeriebene Muskatnuß

Die Zwiebeln werden in Butter glasig gedünstet. Man fügt die Acajou- und die Erdnüsse hinzu und rührt so lange, bis alle Zutaten leichtgebräunt sind. Dann werden sie mit den Nudeln und den Sojabohnen vermengt und bei 180° C im Backofen gründlich erhitzt. Der Auflauf wird dann in einer Anrichteschüssel mit Sesambutter, Joghurt und Muskatnuß vermengt, mit Salz und Pfeffer abgeschmeckt und mit geröstetem Sesammehl bestreut.

Brotaufstrich ungefähr 2 Tassen

$^1/_8$ Tasse = 3 g verwertbares Protein
7 bis 8 Prozent des täglichen Proteinbedarfs

$^1/_2$ Tasse Sojamehl	$1^1/_8$ Tassen geröstetes Sesammehl oder
$^1/_3$ Tasse Erdnußbutter	$^1/_2$ Tasse Sesambutter
Kräuter	

Das Sojamehl wird in einer trockenen Pfanne leicht braungeröstet. Nach dem Abkühlen werden alle Zutaten gemischt, wobei man genügend Wasser hinzugibt, so daß eine Aufstrichpaste entsteht. Man fügt frische oder getrocknete Kräuter hinzu, nach Belieben auch Knoblauch- oder Zwiebelsalz oder gehackte Zwiebel. Damit sich die Aromen gut vermengen, läßt man den Aufstrich vor der Verwendung mindestens eine Stunde bei Zimmertemperatur stehen. Man streicht ihn auf Roggenschrotbrot und garniert mit Tomatenscheiben. Man kann die Paste, statt sie pikant zu machen, mit Honig oder Fruchtsaft süßen. Außerdem läßt sie sich zu einer Salat- oder Gemüsesauce verdünnen.

Im nächsten Rezept ist angegeben, wie man daraus eine Speise zubereiten kann.

Gebackene Paste 4 Portionen

Durchschnittsportion = 12 g verwertbares Protein
28 bis 34 Prozent des täglichen Proteinbedarfs

1 Tasse Aufstrichpaste (s. vorhergehendes Rezept)	SAUCE:
	1 Eßl. Butter
2 Knoblauchzehen, gehackt	1 Eßl. oder mehr Vollkornmehl
½ kl. Zwiebel	½ kl. Zwiebel, feingehackt
1 Ei	1 Tasse Milch
Salz nach Bedarf	Salz und Pfeffer nach Geschmack
1 Tasse grobgemahlene Weizenkörner	
8 gr. Champignons, gehackt	
Petersilie, gehackt	

Die angerösteten Weizenkörner werden mit den Champignons gargekocht. Der Paste setzt man Knoblauch, Zwiebel und Ei zu, bevor man sie mit dem Weizenbrei gründlich mischt. Die eingefettete eckige Form, in die dieser Teig kommt, legt man sicherheitshalber mit Alufolie aus. Bei 180° C 25 Minuten im Ofen backen.
Man kann aus dem Teig ebensogut Klößchen formen, die in Weizenkeimlingen gewälzt und in schwimmendem Fett gebacken werden.
Während des Backens stellt man im Wasserbad eine sämige Sauce her: Das Mehl wird mit der geschmolzenen Butter verrührt und mit der Milch, der die feingehackten Zwiebeln beigefügt sind, abgelöscht. Unter fortwährendem Schlagen mit dem Schwingbesen läßt man die Sauce eindicken. Salz und Pfeffer kommen zum Schluß hinzu.
Der Auflauf wird gestürzt, mit der Sauce übergossen und mit gehackter Petersilie bestreut.
Wenn man auf die Sauce lieber verzichtet, muß man dem Teig 2 ½ Eßl. Trockenmagermilch hinzufügen, um den Proteingehalt der Weizenkörner auszugleichen.

Erdnuß-Imbiß 4 Tassen

¼ Tasse = 6 g verwertbares Protein
14 bis 17 Prozent des täglichen Proteinbedarfs

⅔ Tasse Sojabohnen, gekocht	½ Teel. Senf, 1 Teel. Chilipulver, 2 Teel. Salz
2 Eßl. Butter	oder
2 Knoblauchzehen, zerdrückt	1 Teel. gemahlener Ingwer und 1 Teel. Sojasauce
1½ Tassen Erdnüsse, geröstet	
1¾ Tassen Sesamsamen, leichtgeröstet	
½ Teel. Knoblauch- oder Zwiebelsalz (nach Belieben)	

Der Knoblauch wird 1 bis 2 Minuten in der Butter gedünstet. Dann rührt man über kleinem Feuer die Sojabohnen hinein, bis sie gebräunt sind. Man mischt sie mit den Erdnüssen und dem Sesamsamen (evtl. auch mit Knoblauch- oder Zwiebelsalz) und fügt entweder die Senfkombination oder Ingwer und Sojasauce hinzu. Diese Snacks werden heiß gegessen.

Man kann die Snacks einfrieren. Zum Gebrauch werden sie, ohne aufzutauen, schnell im Backofen erhitzt.

Sojabohnen-Klöße mit Erdnüssen 4 Portionen

Durchschnittsportion = 18 g verwertbares Protein
42 bis 50 Prozent des täglichen Proteinbedarfs

¾ Tasse rohe Erdnüsse, gekocht und püriert	Öl nach Bedarf
⅓ Tasse dürre Sojabohnen, gekocht, püriert	1 Selleriestange, gehackt
	2 Knoblauchzehen, zerdrückt
½ Tasse Sesammehl, geröstet	1 Ei, geschlagen
½ Tasse Sonnenblumenkerne, geröstet	3 Eßl. Bierhefe
1 Zwiebel, gerieben	½ Teel. Salz
1 Mohrrübe, gerieben	½ Teel. Dillsamen, gemahlen
	½ Tasse Naturreis, gekocht

Nach der Zubereitung werden alle Zutaten gemischt und zu Klößen geformt, die man in etwas Öl auf zwei Seiten in der Bratpfanne bräunt. Sehr schmackhaft mit Tomatensauce oder Ketchup.

Man kann aus der Masse auch einen Auflauf herstellen, der bei 180° C im Ofen gebacken wird, bis sich eine knusprige Kruste bildet.

Anstatt die Masse zu braten oder zu backen, ist sie sogar als Brotaufstrich zu verwenden. Als Krönung gibt man dann eine Käsescheibe und ein Salatblatt dazu.

17. Erdnüsse und Sonnenblumenkerne

Ergänzendes Verhältnis:
1 Tasse Sonnenblumenkerne   ¾ Tasse Erdnüssse
oder   oder
1 ¼ Tassen Sonnenblumenmehl   ½ Tasse Erdnußbutter

VERGLEICH MIT FLEISCH

I. Einzeln gegessen:	Verwertbares Protein entspricht:
¾ Tasse Erdnüsse	85 g Beefsteak
1 Tasse Sonnenblumenkerne	105 g Beefsteak
	190 g Beefsteak
II. Zusammen gegessen: 10 Prozent mehr	
¾ Tasse Erdnüsse und 1 Tasse Sonnenblumenkerne	225 g Beefsteak

---

Obstsalat   8 Portionen

Durchschnittsportion = 5 g verwertbares Protein
12 bis 14 Prozent des täglichen Proteinbedarfs

¾ Tasse Erdnüsse, geröstet
1 Tasse Sonnenblumenkerne, roh oder gerötet
1 Tasse Apfel, in Scheiben
1 Tasse Banane, in Scheiben
½ Tasse Orangenschnitze
1 Tasse Pfirsich (frisch), in Scheiben
1 Tasse Weintrauben, entkernt
½ Tasse Rosinen
½ Tasse Kokosnuß, zerzupft
2 bis 4 Eßl. Honig
Saft von ½ Zitrone
10 bis 15 frische Minzeblätter

Die vorbereiteten Zutaten werden in einer großen Schüssel gründlich gemischt. Man garniert den Obstsalat mit Minzeblättern. Je nach Jahreszeit kann man verschiedene Früchte verwenden, nur dürfen die Erdnüsse und die Sonnenblumenkerne nicht weggelassen werden.
Eine originelle Kombination sind Erdnüsse und Sonnenblumenkerne mit Rosinen, geriebenen Mohrrüben und zerdrückter Ananas, angerichtet mit einer Sauce aus einem Teil Erdnußbutter und zwei Teilen Mayonnaise.
Die gleiche Sauce verwendet man zu einem Salat aus würflig geschnittenen Äpfeln oder Ananasstückchen, die mit Sellerie vermischt und mit Zitronensaft beträufelt werden. Dazu kommen gehackte Erdnüsse und Sonnenblumenkerne.

Apfelkuchen und Bananenbrot 16 Stücke

1 Stück = 3 g verwertbares Protein
7 bis 8 Prozent des täglichen Proteinbedarfs

1 Tasse Apfelmus	je $1/2$ Teel. Salz, Zimt, Ingwer, Nelken
$3/4$ Tasse Honig	$1/3$–$2/3$ Tasse geröstete Erdnüsse, gemahlen
$1^1/3$ Tassen Butter, geschmolzen	
$1^1/4$ Tassen Vollweizenmehl	$1/2$ Tasse Sonnenblumenkerne
$1/3$ Tasse Sojamehl	1 Teel. Natron

Apfelmus, Honig und Butter werden zusammengerührt. Dann mischt man die übrigen Zutaten hinein. Der Teig wird auf ein eingefettetes und mehlbestäubtes Blech gestrichen und bei 180° C 30 Minuten lang gebacken.
Für das Bananenbrot nimmt man 2 zerdrückte reife Bananen, 1 Teel. Vanille, $1/2$ Teel. Honig und 1 Ei, die zusammengerührt werden. Außer dem Salz werden die übrigen Zutaten hinzugefügt. Die Erdnüsse können in diesem Fall gehackt sein. Die Backzeit beträgt 1 Stunde. Banane und Erdnüsse ergeben eine besonders gute Geschmacksverbindung.

Naschwerk $4^1/2$ Tassen, 18 Stück

Durchschnittsportion = 3 g verwertbares Protein
7 bis 8 Prozent des täglichen Proteinbedarfs

$3/4$ Tasse Erdnüsse, geröstet	1 Tasse Rosinen
1 Tasse Sonnenblumenkerne, geröstet	1 Tasse Kokosnuß, zerzupft, geröstet
1 Tasse Acajounüsse, geröstet	Salz nach Belieben

Alle Zutaten werden gemischt. Man kann dieses Naschwerk, das als Nachtisch ebenso gute Dienste tut wie als Party- oder Fernseh-Snack, abwechslungsreich gestalten, indem man die Nüsse und Kerne roh läßt. Noch reichhaltiger ist es, wenn man statt der Rosinen zerschnittene Datteln und statt der Acajounüsse Walnüsse nimmt.

Schokoladenkekse ungefähr 60 Kekse

1 Keks = 1,5 g verwertbares Protein
3 bis 4 Prozent des täglichen Proteinbedarfs

2¼ Tassen Vollweizenmehl	1 Teel. Vanille-Essenz
1 Teel. Natron	4½ EBl. Trockenmagermilch
1 Teel. Salz	1 EBl. Wasser
½ Tasse weiche Butter	340 g halbsüße Schokoladensplitter
1½ Tassen Rohzucker	¾ Tasse Erdnüsse, gehackt
3 Eier, geschlagen	1 Tasse Sonnenblumenkerne

Mehl, Natron und Salz werden zusammengerührt und beiseite gestellt. In einer großen Schüssel rührt man Butter und Zucker zusammen. Dann fügt man Eier, Vanille, Milchpulver und Wasser hinzu, schlägt die Masse flaumig und vermischt sie mit dem Mehl. Zum Schluß werden Schokoladesplitter, Nüsse und Kerne hineingerührt. Mit einem Eßlöffel tut man den Teig auf ein eingefettetes Backblech. Bei 190° C etwa 10 bis 15 Minuten im Ofen backen lassen, bis die Kekse gebräunt sind.

Denken Sie daran, daß Sie jedes Gebäck, dessen Rezept Nüsse erfordert, mit Protein anreichern können, wenn sie statt der Nüsse Erdnüsse und Sonnenblumenkerne im richtigen Verhältnis beigeben.

Dattel-Rosinen-Kugeln 24 Kugeln

2 Kugeln = 3 g verwertbares Protein
7 bis 8 Prozent des täglichen Proteinbedarfs

½ Tasse Erdnußbutter	2 EBl. Milchpulver
⅔ Tasse Sonnenblumenmehl	1 EBl. Honig
¼ Tasse Rosinen, feingehackt	Karubenpulver oder zerzupfte Kokosnuß
¼ Tasse Datteln, feingehackt	1 EBl. Bierhefe

Erdnußbutter und Sonnenblumenmehl werden zusammengerührt, dann Bierhefe, Milchpulver und Honig hineingemischt. Rosinen und Datteln hinzufügen. Am einfachsten ist es, den Teig mit den Händen zu kneten. Wenn er zu trocken ist, fügt man flüssige Milch hinzu, wenn er zu süß ist, noch mehr Milchpulver. Man formt Kugeln, die in zerzupfter Kokosnuß oder in Karubenpulver gewälzt werden. Kalt stellen.

Bei diesem Rezept wird das Übermaß an Erdnußbutter durch die Trockenmilch ausgeglichen.

18. Erdnüsse, Milch und Weizen

Ergänzendes Verhältnis:

1 Tasse Erdnußbutter	oder	5 Eßl. Trockenmagermilch
oder	7/8 Tasse Erdnüsse	oder
1 3/4 Tassen Erdnüsse	oder	1 1/2 Tassen Magermilch
1/2 Tasse Erdnußbutter	4 Eßl. Trockenmagermilch	
	oder	3 3/4 Tassen Vollweizenmehl
	1/4 Tasse Sojamehl	

VERGLEICH MIT FLEISCH

I. Einzeln gegessen:　　　　　　　　　　Verwertbares Protein entspricht:
5　Eßl. Trockenmagermilch　　　　　　 65 g Beefsteak
1　Tasse Erdnußbutter　　　　　　　　200 g Beefsteak
　　　　　　　　　　　　　　　　　　　265 g Beefsteak

II. Zusammen gegessen: 25 Prozent mehr
5　Eßl. Trockenmagermilch und Erdnußbutter　　　　　　　　　　　　　　380 g Beefsteak

Erdnüsse – Milch (oder Soja) – Vollweizen
I. Einzeln gegessen:
1　Tasse Erdnußbutter　　　　　　　　200 g Beefsteak
1/2 Tasse Trockenmagermilch oder Sojamilch　　　　　　　　　　　　　　 85 g Beefsteak
7 1/2 Tassen Vollweizenmehl　　　　　 360 g Beefsteak
　　　　　　　　　　　　　　　　　　　645 g Beefsteak

II. Zusammen gegessen:
1　Tasse Erdnußbutter und 1/2 Tasse Trockenmagermehl oder Sojamehl und 7 1/2 Tassen Vollweizenmehl　　　　　　　　　　　865 g Beefsteak

Erdnußbuttersauce ungefähr 2 Tassen

$1/4$ Tasse = 2 g verwertbares Protein
5 bis 6 Prozent des täglichen Proteinbedarfs

$1/2$ Tasse Erdnußbutter
1 Zwiebel, gerieben
1 Knoblauchzehe, zerdrückt
$2^1/2$ Eßl. Trockenmagermilch

$1/4$ Teel. Honig
2 bis 4 Eßl. Zitronensaft
4 Eßl. Sojasauce
heißes Wasser

Mischen Sie alle Zutaten und fügen Sie heißes Wasser hinzu, bis die Sauce sämig ist. Sie wird ganz glatt, wenn man einen elektrischen Mixer benutzt. Die Erdnußsauce kann man heiß oder kalt zu gekochten Körnerfrüchten und zu Gemüse servieren.

Erdnußbutterleckerei 25 cm lange Rolle

2,5 cm dicke Scheibe = 3 g verwertbares Protein
7 bis 8 Prozent des täglichen Proteinbedarfs

$1/2$ Tasse Erdnußbutter
$2^1/2$ Eßl. Trockenmagermilch (nach Bedarf mehr)

$1/2$ Tasse Rosinen
2 Eßl. Honig

Erdnußbutter und Honig werden vermischt. Dann rührt man so viel Pulvermilch hinein, daß sich eine ziemlich steife und knetbare Masse ergibt. In die Masse werden die Rosinen hineingeknetet, möglichst gleichmäßig verteilt. Man macht aus dem Teig eine Rolle von 2,5 cm Durchmesser und 25 cm Länge, die kaltgestellt wird. Natürlich kann man den Teig auch anders formen. Kleine (und große) Kinder lieben diese Leckerei.

Pudding mit Erdnußbutter in Förmchen 12 Puddingförmchen

1 Puddingförmchen = 3 g verwertbares Protein
7 bis 8 Prozent des täglichen Proteinbedarfs

1 Tasse Vollweizenmehl
2 Eßl. Backpulver
$1/2$ Teel. Salz
$1/2$ Tasse gelbes Maismehl

$1/4$ Tasse Erdnußbutter
2 Eßl. Honig
1 Ei geschlagen
$2/3$ Tasse Milch

Zuerst mischt man die trockenen Zutaten; dann werden Erdnußbutter, Honig und Ei zusammengerührt und hineinvermengt. Zum Schluß kommt die

Milch hinzu. Um Knollen zu vermeiden, ist es gut, einen Mixer zu benutzen. Die Förmchen werden mit dieser Masse nur zu $^2/_3$ gefüllt. Bei 220° C etwa 12 bis 15 Minuten im Ofen backen.
Dieser Pudding ist nicht sehr süß. Die Milch stellt das richtige Verhältnis her.

Süße Kokosnußkugeln 12 Kugeln

2 Kugeln = 3 g verwertbares Protein
7 bis 8 Prozent des täglichen Proteinbedarfs

$^1/_4$ Tasse Erdnußbutter
2 Eßl. Honig (oder mehr)
2 Eßl. Pulvermilch

2 Eßl. Wasser
Kokosnuß, gerieben, ungesüßt, roh oder geröstet

Die Pulvermilch wird im Wasser aufgelöst. Außer der Kokosnuß werden alle Zutaten auf kleinem Feuer hineingerührt, bis die Mischung sehr dick ist. Vom Herd wegnehmen und so viel geriebene Kokosnuß hineinrühren, daß sich die Masse zu Kugeln formen läßt, die zum Schluß in noch mehr geriebener Kokosnuß gewälzt werden. Mehrere Stunden kalt stellen.
Am wohlschmeckendsten sind diese Kugeln, wenn man rohe Kokosnuß in die Masse hineinrührt und die Kugeln in gerösteter Kokosnuß wälzt. Man röstet die geriebene Kokosnuß unter fortwährendem Rühren auf kleinem Feuer.

Schmackhafte Kekse ungefähr 30 Kekse

1 Keks = 2 g verwertbares Protein
5 bis 6 Prozent des täglichen Proteinbedarfs

$^1/_2$ Tasse Öl
1 Tasse Honig
$^3/_4$ Tasse Erdnußbutter
2 Eier, geschlagen
$5^1/_2$ Eßl. Trockenmagermilch
2 Teel. Backpulver
$^1/_2$ Teel. Salz

1 Teel. Zimt
$^1/_2$ Teel. Muskatblüte
$^1/_4$ Teel. Nelken
$^1/_2$ Tasse Haferflocken
$^1/_2$ Tasse Rosinen
$^3/_4$ Tasse Vollweizenmehl

In einer großen Schüssel schlägt man mit dem elektrischen Handmixer Öl und Honig mehrere Minuten zusammen, bis die Masse sämig und leicht ist. Dann fügt man die Erdnußbutter hinzu und mischt weiter. Eier, Milchpulver, Backpulver, Salz und Gewürze werden dazugeschlagen. Wenn die Masse sehr dick und klebrig ist, rührt man mit dem Holzlöffel fertig. Haferflocken,

Rosinen und Vollweizenmehl kommen hinzu. Gut mischen. Mit dem Teelöffel legt man die Kekse auf ein nicht eingefettetes Backblech. Bei 160° C etwa 10 bis 12 Minuten im Ofen backen.

Diese Kekse enthalten genügend Milchprotein, daß sowohl Erdnuß- als auch Weizenprotein ergänzt werden.

Brot mit Erdnußbutter 3 Brote à 13 Scheiben

1 Scheibe = 3 g verwertbares Protein
7 bis 9 Prozent des täglichen Proteinbedarfs

2½ Tassen warme Brühe	¼ Tasse Melasse
2 Eßl. Bierhefe, trocken	1½ Teel. Salz
½ Tasse Milchpulver	6½ Tassen Vollweizenmehl
½ Tasse Erdnußbutter	4 Eßl. Sojamehl

Die Hefe wird in der warmen Flüssigkeit aufgelöst. Dann fügt man Milchpulver, Erdnußbutter, Melasse und Salz hinzu. Gut mischen. Man läßt 4 Tassen Weizenmehl einlaufen, wobei fortwährend gerührt werden muß. Diesen feuchten Teig läßt man ungefähr 1 Stunde lang aufgehen.

Wenn der Teig ziemlich hoch aufgegangen ist, werden noch 1½ Tassen Weizenmehl und das Sojamehl hineingerührt. Man knetet ihn dann glatt und elastisch, wobei noch mehr Weizenmehl hinzugefügt wird, wenn es nötig ist. Man läßt den Teig abermals zu doppeltem Umfang aufgehen (wieder ungefähr 1 Stunde), schlägt ihn platt, knetet ihn noch einige Minuten lang und teilt ihn dann in drei ungefähr gleiche Teile. Die drei Laibe kommen in eingefettete eckige Backformen, in denen sie nochmals ziemlich hoch aufgehen sollen. Bei 180° C etwa 40 Minuten lang im Ofen backen.

Dieses Brot, das sehr hoch aufgeht, ist leicht und schmackhaft. Für die richtige Proteinergänzung ist durch Milchpulver und Sojamehl gesorgt.

Würziger Kaffeekuchen 10 Scheiben

1 Scheibe = 4 g verwertbares Protein
9 bis 11 Prozent des täglichen Proteinbedarfs

1 Tasse Milch	½ Teel. abgeriebene Muskatnuß
1 Eßl. Trockenmagermilch	½ Teel. Nelken, gemahlen
½ Tasse Erdnußbutter	½ Teel. frischer Ingwer, gemahlen
½ Tasse Honig	1¾ Tassen Vollweizenmehl
½ Teel. Salz	½ Tasse Rosinen
1 Teel. Zimt, gemahlen	½ Tasse Nüsse, gehackt
2 Teel. Backpulver	

Milch, Milchpulver, Erdnußbutter und Honig werden mit dem Mixer zusammengerührt. Man fügt Salz, Gewürze und Backpulver hinzu und mischt abermals. Das Vollweizenmehl wird mit ungefähr $1/3$ der Flüssigkeit sorgsam mit dem Holzlöffel zusammengerührt. Während man allmählich die ganze Flüssigkeit hinzuschüttet, muß man darauf achten, daß keine Klumpen entstehen. Zuletzt kommen Rosinen und Nüsse hinzu. Diesen Teig läßt man in einer eingefetteten kleinen eckigen Form ungefähr 45 Minuten lang backen, bis der Kuchen eine goldbraune Kruste hat.

Spaghetti-Auflauf 4 Portionen

Durchschnittsportion = 16 g verwertbares Protein
37 bis 44 Prozent des täglichen Proteinbedarfs

2 Tassen gebrochene rohe Spaghetti (Vollkorn), gargekocht	$1/2$ Zwiebel, feingehackt
	3 Tropfen scharfe Pfeffersauce
2 bis 4 Eßl. Butter	$1/2$ Tasse schwarze Oliven, in Scheiben geschnitten
3 Eßl. Mehl	
1 Teel. Salz	1 Tasse Käse, gerieben
1 Teel. Senf	1 Tasse Erdnüsse, gehackt
$1/4$ Teel. Pfeffer	$1/3$ Tasse Brösel
2 Tassen Buttermilch (oder Milch)	

In die geschmolzene Butter werden Mehl, Senf, Salz und Pfeffer zu einer Sauce verrührt. Mit Milch, Zwiebel und scharfer Sauce ablöschen und eindikken lassen. In eine eingefettete Form tut man die Hälfte der Spaghetti, darauf die Hälfte der Oliven, des geriebenen Käses und der Erdnüsse. Die Schichtung wird wiederholt. Man begießt den Auflauf mit der Mehlsauce und bestreut ihn mit Bröseln, die mit etwas geschmolzener Butter aufgeweicht worden sind. Bei 180° C 25 Minuten lang im Ofen backen.

19. Sesamsamen und Milch

Ergänzendes Verhältnis:	etwas mehr als 1 Tasse Magermilch
$1 1/4$ Tassen Sesamsamen	
oder	oder
$1 1/2$ Tassen Sesammehl	4 Eßl. Trockenmagermilch
$2/3$ Tasse Sesambutter	

Statt des Sesamsamens kann man die gleiche Menge Sonnenblumenkerne nehmen.

VERGLEICH MIT FLEISCH	
I. Einzeln gegessen:	Verwertbares Protein entspricht:
¼ Tasse Trockenmagermilch	60 g Beefsteak
1½ Tassen Sesammehl	85 g Beefsteak
	145 g Beefsteak
II. Zusammen gegessen: 20 Prozent mehr	
¼ Tasse Trockenmagermilch und 1½ Tassen Sesammehl	170 g Beefsteak

Nußgebäck 12 Stück

1 Stück = 4 g verwertbares Protein
9 bis 11 Prozent des täglichen Proteinbedarfs

2 Eier, Dotter und Eiklar getrennt	je ½ Teel. Zimt, Muskatnuß
⅔ Tasse Honig	1 Tasse Walnüsse, gehackt
3 Eßl. Milchpulver	¾ Tasse Sesamsamen
¼ Tasse Vollweizenmehl	2 Eßl. Backpulver
¼ Teel. Salz	

Die Eidotter werden sämig geschlagen, dann mit dem Honig vermengt. Die übrigen Zutaten außer dem Eiklar rührt man zusammen, bevor man sie mit dem Dotterhonig gut mischt. Darunter wird nun der steifgeschlagene Schnee gezogen. Den Teig auf ein eingefettetes Blech streichen und bei 180° C 30 Minuten im Ofen backen. Das Backwerk wird in zwölf Quadrate zerteilt. Man kann es warm oder kalt servieren.

Sesamkekse 30 Kekse

1 Keks = 2 g verwertbares Protein
5 bis 6 Prozent des täglichen Proteinbedarfs

½ Tasse Honig	1 Tasse Vollweizenmehl
½ Tasse Öl	1 Teel. Zimt, gemahlen
1 Ei, geschlagen	¼ Teel. Salz
¼ Tasse Milch	¾ Tasse Sesamsamen
⅓ Tasse Milchpulver	½ Tasse Rosinen, gehackt
1¼ Tassen Haferflocken	

Honig, Öl und Ei werden zusammengerührt und mit den übrigen Zutaten vermischt. Der Teig sollte ziemlich dick sein; je nach Bedarf wird er mit Milch verdünnt oder mit Mehl verdickt. Mit dem Teelöffel legt man ihn stückweise auf ein eingefettetes Blech und plattet den Keks mit dem Boden eines Wasserglases ab, den man jedesmal vorher in kaltes Waser taucht. Bei 190° C 10 Minuten lang im Ofen backen.

Knuspriger süßer Auflauf — 12 Portionen

1 Tasse = 9 g verwertbares Protein
21 bis 25 Prozent des täglichen Proteinbedarfs

- 1/2 Tasse Pflanzenöl
- 1 Tasse Honig
- 1 Eßl. Vanille-Essenz
- 4 Eßl. Pulvermilch
- 2 Eßl. Bierhefe
- 1 Tasse Weizenkeimlinge
- 1 1/4 Tassen Sesamsamen
- 1/2 bis 2 Tassen Kokosnuß, zerzupft
- 1 Tasse Weizenflocken
- 7 Tassen Haferflocken

In einer großen Kasserolle werden Öl, Honig und Vanille erhitzt, bis die Mischung sehr dünn ist. Dann rührt man die übrigen Zutaten in der angegebenen Reihenfolge hinein. Die Form mit dem Auflauf wird in den kalten Backofen gesetzt. Man stellt den Ofen auf 180° C ein und beobachtet den Beginn der Bräunung. Nun wird umgerührt, damit das Gebräunte nach innen kommt. Alle 5 bis 10 Minuten muß man nachsehen und Boden sowie Ränder beim Umrühren abkratzen. Das wird fortgesetzt, bis alle Getreideprodukte goldbraun gebacken sind. Streiche eine dünne Schicht von Flocken auf das Backblech und röste sie bei 110° C 1 1/2 Stunden. Zu diesem Auflauf muß Milch und Joghurt gereicht werden, damit sich das richtige Verhältnis mit den Körnerfrüchten ergibt. Nüsse, gedörrtes oder frisches Obst kann man nach Belieben als Beilage servieren.

Süße Sesamkugeln — 18 Kugeln

1 Kugel = 3 g verwertbares Protein
7 bis 8 Prozent des täglichen Proteinbedarfs

- 1 Tasse Sesamsamen
- 4 Eßl. Pulvermilch
- 1/4 Tasse Butter
- 1/4 Tasse Sesambutter
- 1/2 Tasse Weizenkeimlinge, geröstet
- 1/2 Tasse Kokosnuß, geraffelt
- 1/4 Tasse Nüsse, gemahlen
- 1/4 Tasse oder mehr Honig
- 1/4 Tasse Rosinen

Butter und Sesambutter werden verrührt und mit allen übrigen Zutaten vermischt. Aus dem Teig formt man Kugeln, die mehrere Stunden kalt gestellt werden.
Statt der Kokosnuß kann man zur Abwechslung 2 Eßl. Vanille-Essenz oder 3/4 Teel. Zimt nehmen. Das ergibt jeweils einen ganz anderen Geschmack.

20. Kartoffeln und Milch

Ergänzendes Verhältnis:
1 Kartoffel
1 Tasse Magermilch

oder
3 ½ Eßl. Trockenmagermilch
oder
⅓ Tasse geriebener Käse

VERGLEICH MIT FLEISCH

I. Einzeln gegessen:
⅔ Tasse Trockenmagermilch
3 gr. Kartoffeln (etwa 2 Pfd).

Verwertbares Protein entspricht:
140 g Beefsteak
40 g Beefsteak
──────────
180 g Beefsteak

II. Zusammen gegessen: 7 Prozent mehr
⅔ Tasse Trockenmagermilch und 3 gr. Kartoffeln

190 g Beefsteak

Kartoffel-Blumenkohl-Suppe   ungefähr 1 Liter

1 Tasse = 5 g verwertbares Protein
12 bis 14 Prozent des täglichen Proteinbedarfs

- 1 Blumenkohl, gekocht
- 3 Kartoffeln, gekocht, in Würfel geschnitten
- 1 Tasse Pulvermilch
- 4 Tassen Brühe (Kartoffeln- und Blumenkohlwasser)
- 2 Eßl. Butter
- 1½ Teel. Salz
- ½ bis 1 Tasse geriebene oder feingehackte Zwiebel
- Gemüse nach Belieben

Die Brühe wird in einem großen Topf erhitzt, bevor man Milchpulver, Butter und Salz zusetzt. Ungefähr eine Tasse dieser Flüssigkeit wird mit einem Teil der Kartoffeln und des Blumenkohls mit dem Mixer vermengt. Das Mischen wird fortgesetzt, bis die Kartoffeln und der Blumenkohl glatt verrührt sind. Wahrscheinlich muß man den Behälter mehrmals in den Kochtopf leeren, in dem man die Suppe noch ein Weilchen köcheln läßt, während die Zwiebel hinzugefügt wird.
Schon in dieser Form schmeckt die Suppe köstlich, aber man kann nach Belieben Sellerie- oder Mohrrübenwürfel hinzufügen oder Petersilie hineinrühren.

Gebackene Kartoffelspeise mit Eiern 4 bis 6 Portionen

Durchschnittsportion = 12 g verwertbares Protein
28 bis 34 Prozent des täglichen Proteinbedarfs

3 mittelgr. Kartoffeln, gekocht und in Scheiben geschnitten	1 Tasse Käse, gerieben
3 Eier, hartgekocht und in dünne Scheiben geschnitten	1 Teel. Salz
	Pfeffer nach Geschmack
2 EBl. Butter	¼ Pfd. frische Champignons
1 Tasse Milch oder Buttermilch	Weizenkeimlinge, roh
Worcestershiresauce	2 EBl. Mehl

Das Mehl wird in die geschmolzene Butter gerührt. Man löscht mit der Milch ab und läßt langsam eindicken. Dann werden nach Geschmack Worcestershiresauce, Salz und Pfeffer hinzugefügt. Zum Schluß den geriebenen Käse hineinrühren und vom Feuer nehmen.
In eine eingefettete Auflaufform kommen in zwei Schichten je die Hälfte der Kartoffeln, der Eier und der Käsesauce. Auf die obere Schicht legt man die Champignonscheiben. Die Speise wird mit Weizenkeimlingen bestreut und bei 180° C 20 Minuten lang im Ofen gebacken.

Kartoffelpfannkuchen 2 bis 3 Portionen

Durchschnittsportion = 11 g verwertbares Protein
26 bis 31 Prozent des täglichen Proteinbedarfs

½ Zwiebel, in Würfel geschnitten	2 Eier
1 gr. Kartoffel, in Würfel geschnitten	Salz und Pfeffer
2 EBl. Vollweizenmehl	5 EBl. Milchpulver
2 EBl. Petersilie, gehackt	Öl zum Backen

Mit dem elektrischen Mixer werden Eier, Zwiebel- und Kartoffelwürfel püriert. Diesem Püree fügt man nach Geschmack Salz und Pfeffer hinzu sowie Pulvermilch, Vollkornmehl und Petersilie. Aus diesem Teig backt man in heißem Öl kleine Pfannkuchen auf beiden Seiten braun. Dazu kann man Apfelmus, Joghurt oder Weichkäse reichen.

Kartoffelbrei mit Ingwer 4 bis 6 Portionen

Durchschnittsportion = 10 g verwertbares Protein
23 bis 28 Prozent des täglichen Proteinbedarfs

5 mittelgr. Pellkartoffeln	3 EBl. Butter
1 Tasse Kartoffelwasser	1 Tasse Käse, gerieben
10 EBl. Pulvermilch	Salz nach Geschmack
2 bis 3 EBl. frischer Ingwer, gerieben	

Die gekochten Pellkartoffeln werden geschält und in einem Kochtopf zerdrückt. Man löst die Pulvermilch mit im Kartoffelwasser auf und fügt die Flüssigkeit hinzu. Der Topf wird auf sehr kleines Feuer gesetzt, während man Butter und Ingwer dazugibt und umrührt, bis die Butter geschmolzen ist. Nach Geschmack salzen, vom Feuer nehmen und den Käse hineinrühren. (Der Käse braucht nicht vollständig zu schmelzen.)
Wenn man eine Vorliebe für Ingwer hat, kann man das Quantum bis auf $^1/_4$ Tasse erhöhen.

MENÜVORSCHLÄGE

Frühstück
Prozentsatz des täglichen Proteinbedarfs

Fruchtsaft
1 Sesambrötchen mit Orangengeschmack   12 bis 14 %
1 Ei   14 bis 17 %
                                         _____
                                         26 bis 31 %

$^1/_2$ Grapefruit
2 Maiswaffeln   30 bis 36 %
Tee

Frischer Obstsaft
$^1/_3$ Tasse Hafermehl, gekocht mit (75 g)   7 bis 8 %
2 EBl. Sojagrieß   14 bis 17 %
$^1/_2$ Tasse Milch (0,12 l)   8 bis 10 %
                                         _____
                                         29 bis 35 %

Melonenscheibe
Knuspriger süßer Auflauf (kalt)   21 bis 25 %
$^1/_2$ Tasse Milch (0,12 l)   8 bis 10 %
                                         _____
                                         29 bis 35 %

	Prozentsatz des täglichen Proteinbedarfs
²/₃ Tasse gekochter Reis (Rest) (150 g)	14 bis 17 %
mit 2 Eßl. geröstetem Sesamsamen, Rosinen,	
Rohzucker und ½ Tasse Milch oder Buttermilch (0,12 l)	8 bis 10 %
	22 bis 27 %

Mittagessen

Makkaronisalat mit Quark	16 bis 20 %
½ hartgekochtes Ei	7 bis 8 %
Sesamcrackers	9 bis 11 %
	32 bis 39 %
Reisvorspeise	14 bis 17 %
Erbsensalat	19 bis 22 %
	33 bis 39 %
Zitronensuppe mit Reis	14 bis 17 %
Gebackene Paste	28 bis 34 %
Apfelsaft	
	42 bis 51 %
Tomatensaft	
Kartoffel-Blumenkohl-Suppe	12 bis 14 %
Gebackene Käsebrote	14 bis 17 %
	26 bis 31 %
2 Scheiben Bostoner Brot	14 bis 16 %
mit je ⅛ Tasse Quark (ca. 28 g)	12 bis 14 %
vermischt mit Nüssen und Rosinen	3 bis 4 %
	29 bis 34 %
2 Scheiben geröstetes Vollkornbrot	5 bis 6 %
Brotaufstrich (Soja-Sesam-Erdnuß)	7 bis 8 %
30 g Käse	14 bis 17 %
Tomatenscheiben und Salatblätter	
	26 bis 31 %

Abendessen Prozentsatz des täglichen Proteinbedarfs

Italienisch:
Grüner Salat
Gemüsecremesuppe (Minestrone mit Creme) 23 bis 28 %
Gefüllte Auberginen 28 bis 34 %

---
51 bis 62 %

Indisch:
Gemischter Obst- und Gemüsesalat mit Joghurt
Süßpikantes Currygericht 35 bis 42 %
Indischer Pudding 28 bis 34 %

---
63 bis 76 %

Mexikanisch:
Tostadas 26 bis 31 %
Obstsalat 12 bis 14 %

---
38 bis 44 %

oder
Reisauflauf mit Käse 39 bis 47 %
Broccoli mit Zitronenbutter 5 bis 6 %
Maisbrot 14 bis 17 %
Apfelmus

---
58 bis 70 %

Orientalisch:
Sukijaki 23 bis 28 %
Sesamkekse 10 bis 12 %
Tee

---
33 bis 40 %

Tomatensuppe mit Reis 12 bis 14 %
Walnuß-Käse-Auflauf 30 bis 36 %
Grüne Erbsen mit jungen Zwiebeln 7 bis 8 %
Glasierte Torte 16 bis 20 %

---
65 bis 78 %

Sojabohnen-Kroketten	32 bis	39 %
Grüne Bohnen mit gedämpften Champignons	2 bis	3 %
Indischer Pudding mit Joghurt	28 bis	34 %
	62 bis	76 %
Zwiebelkuchen	28 bis	34 %
Libanesischer Salat	9 bis	11 %
Pumpernickel	2 bis	3 %
Reis-Sesam-Auflauf	14 bis	17 %
	53 bis	65 %
Grüner Salat		
Spaghetti-Auflauf	37 bis	44 %
Frischer Spargel (Dampfkochtopf)	3 bis	4 %
Obst mit Schichtplätzchen	5 bis	6 %
	45 bis	54 %
Gemischter Salat (Cäsar-Salat)		
Gourmet-Gericht	37 bis	44 %
Broccoli (Dampfkochtopf)	5 bis	7 %
Erdbeereis mit Nußgebäck	9 bis	11 %
	51 bis	61 %
Tomaten- und Gurkenscheiben, leicht mariniert	4 bis	5 %
Frittierte Reisklößchen mit Rahmsauce	16 bis	20 %
Spinat oder anderes grünes Gemüse	3 bis	6 %
Maisbrötchen mit Ananas	7 bis	8 %
	30 bis	39 %

Anhang

Kochanweisungen für Hülsenfrüchte, Körnerfrüchte, Nüsse und Samen

1. Hülsenfrüchte

Die Hülsenfrüchte werden in kaltem Wasser gewaschen und über Nacht im dreifachen Wasservolumen eingeweicht. Nicht eingeweichte Hülsenfrüchte bringt man im fest verschlossenen Topf zum Kochen und läßt sie 2 Stunden lang halb zugedeckt auf kleinem Feuer köcheln, wobei, man, wenn nötig, Wasser nachgießt. Wenn sie püriert werden sollen, müssen sie ganz gar gekocht sein.
Wer einen Dampfkochtopf benutzt, braucht die Hülsenfrüchte nicht einzuweichen. Sie werden gewaschen und im drei- bis vierfachen Wasservolumen zum Kochen gebracht, worauf sie nur noch 25 bis 45 Minuten auf dem Feuer bleiben müssen. Halbierte Erbsen und Sojabohnen, die zum Schäumen neigen, dürfen nicht im Dampfkochtopf gekocht werden, sonst entsteht ein zusammengeklebter Brei.
Um Hüselnfrüchte zu rösten, muß man sie zuvor garkochen. Sie werden auf ein leicht eingefettetes Blech getan, nach Belieben mit Salz bestreut und bei 100° C ungefähr 1 Stunde lang braungebacken. Die heißen gebackenen Bohnen sind außen knusprig und innen weich, die kalten hart und durch und durch knusprig. Man kann die Hülsenfrüchte auch in einer leicht eingefetteten Bratpfanne auf mittlerem Feuer rösten. Dabei muß man fortwährend rühren. Geröstete Sojabohnen kann man essen, wie sie sind, hacken oder mahlen. Man streut sie auf alle möglichen Gerichte oder verwendet sie anstelle von ganzen oder gemahlenen Nüssen.

2. Körnerfrüchte

Die Körner werden in kaltem Wasser gewaschen. Brühe oder Wasser von doppeltem Volumen (bei Hirse und Buchweizen muß es das dreifache Volumen sein) wird zum Kochen gebracht. Dann läßt man die Körner einlaufen und die Flüssigkeit abermals aufwallen. Hitze vermindern und 30 bis 45 Minuten köcheln lassen, bis alle Flüssigkeit absorbiert ist.

Im Dampfkochtopf beträgt die Kochzeit ungefähr 20 Minuten. Danach kühlt man den Dampfkochtopf unter kaltem Wasser ab. Wenn man Schwierigkeiten hat und die Körner klebrig werden, kann man einen kleinen Trick anwenden: Der Boden des Dampfkochtopfs wird ungefähr 2 1/2 cm hoch mit Wasser bedeckt. Dahinein stellt man einen verschlossenen Behälter aus rostfreiem Stahl mit den Körnern. Nun gießt man Wasser nach, das etwa 7 cm über die Körner reicht. Dieses Verfahren ist auch zu empfehlen, wenn Körner und Hülsenfrüchte gleichzeitig, aber getrennt gekocht werden sollen. Die Körner kommen in den verschlossenen Behälter, die Hülsenfrüchte ringsum ins Wasser.

Beim Sautieren oder Rösten der Körner muß fortwährend gerührt werden, bis alle Körner goldgelb sind. Man löscht mit kochendem Wasser (oder Brühe) ab und läßt nach dem Aufwallen auf kleinem Feuer zugedeckt 30 bis 45 Minuten kochen, im Dampfkochtopf ungefähr 20 Minuten. Der Dampfkochtopf muß sofort abgekühlt werden.

3. Nüsse und Samen

Wenn ganze Nüsse und Samen geröstet werden, kommen sie in eine trockene Bratpfanne. Sie werden auf mittlerem Feuer geröstet, bis sie die gewünschte Bräune haben. Ebensogut kann man sie auf einem Backblech bei 100° C im Ofen rösten. Beim Mahlen sollte man immer nur einige aufs Mal nehmen. Salz ist nach Belieben beizufügen.

Frischgemahlene Nüsse und Samen werden ebenfalls in einer trockenen Pfanne geröstet und müssen fortwährend gerührt werden. Auch dieses Mehl kann man bei 100° C auf dem Blech im Backofen rösten, aber dann ist das erforderliche Umrühren beschwerlicher.

Nuß- und Sesambutter kann man leicht herstellen, wenn man einen Mixer hat. Die gemahlenen rohen oder gerösteten Nüsse oder Samenkörner werden mit Sonnenblumenöl vermischt, wobei man das Öl sparsam beifügt. Nach Belieben salzen oder mit Honig süßen.

Vergleich zwischen Kalorien und Protein

Die folgende Liste gibt die Anzahl der Kalorien an, die man sich zuführt, wenn man durch ein bestimmtes Nahrungsmittel *ein Gramm verwertbares Protein* gewinnt. Nahrungsmittel, die je Gramm mehr als 60 Kalorien haben, sind mit wenigen Ausnahmen nicht aufgeführt. Die Anordnung folgt der zunehmenden Kalorienzahl.

Proteinhaltige Nahrungsmittel	Kalorienzahl je 1 g verwertbares Protein	Proteinhaltige Nahrungsmittel	Kalorienzahl je 1 g verwertbares Protein
1. Wassertiere			
Schellfisch	5	Vollmilch-Joghurt	27
Kabeljau	5	Joghurt, gesüßt, mit Früchten	30
Heilbutt	6		
Krabben	6	**5. Gemüse**	
Tintenfisch	6	Sojabohnensprossen	12
Hummer	6	Champignons	14
Seezunge	6	Broccoli	16
Flunder	6	Rosenkohl	16
Barsch	6	Weißkohl	17
Hering	8	Spinat	18
Muscheln	8	Spargel	18
Karpfen	8	Blumenkohl	18
Schwertfisch	8	Bohnen, grüne	19
Thunfisch	8	Mangold	24
Lachs	8	Wirsing	24
Makrele	9	Erbsen, grüne	25
Ölthunfisch (Büchse)	9	Artischocke	28
		Zuckermais	37
Austern	11	Kartoffel	60
Ölsardinen	22		
		6. Hülsenfrüchte	
2. Nahrhafte Zusätze		Tofu (Sojaquark)	15
Tiger's Milk	8	Sojabohnen	20
Bierhefe	12	Erbsen, gelbe	30
Backhefe	15	Bohnen, dicke	33
Weizenkeimlinge	19	Kichererbsen	40
		Linsen	47
3. Eier			
Eiklarpulver	6	**7. Mehl**	
Hühnerei	14	Sojamehl, entfettet	11
		Sojamehl, vollfett	18
4. Milchprodukte		Klebermehl	23
Magerquark	7	Roggenmehl, Vollkorn	34
Rahmquark	10	Weizenmehl, Vollkorn	41
Magermilch	12	Buchweizenmehl, Vollkorn	43
Buttermilch	12	Gerstenmehl	58
Trockenmagermilch	12	Maismehl	80
Ricottakäse	14		
Parmesan	16	**8. Körnerfrüchte, Zerealien**	
Edamer Käse	16	Weizenkeimlinge	19
Mager-Joghurt	18	Weizenkleie	24
Emmentaler	19	Weizenkörner	40
Cheddarkäse	23	Haferflocken	41
Vollmilch	23	Vollweizenbrot	43
Camembert	24	Buchweizen-Pfannkuchen	46
Blaukäse	24	Pumpernickel	47
Roquefort	26	Roggenkörner	48

Proteinhaltige Nahrungsmittel	Kalorienzahl je 1 g verwertbares Protein	Proteinhaltige Nahrungsmittel	Kalorienzahl je 1 g verwertbares Protein
Vollroggenbrot	48	Sesamsamen	57
Nudeln, Makkaroni, Spaghetti	50	Walnüsse	60
Weizencrackers	52	Pistazien	60
Maisbrot, Vollkorn	55	Paranüsse	88
Hirse	60		
Gerste	60	*10. Fleisch*	
Reis, unpoliert	69	Hühnerbrust, gebraten	7
		Truthahn, gegrillt	9
9. Nüsse und Samen		Schaf, mager	10
Pinienkerne	36	Beefsteak, mager	14
Sonnenblumenkerne	40	Hackfleisch	15
Erdnüsse	49	Schweinekotelett	18
Erdnußbutter	51	Hammelkotelett	32
Acajounüsse, geröstet	55		

Umrechnung von Pflanzenprotein in Fleischprotein

Beispiel: Hülsenfrüchte und Reis

I. Einzeln gegessen – keine Ergänzung der Proteinqualität
A. Hülsenfrüchte
  1. 1 1/2 Tassen Hülsenfrüchte = 61,5 g Protein
  2. PER (Protein-Effizienz-Ratio*) = 1,65
     (für einzeln gegessene Hülsenfrüchte)
     PER = 2,30 (für Rindfleisch)
     1,65/2,30 x 100 = 72 %, d. h., die ungefähre Proteinmenge, die dem Körper durch Hülsenfrüchte zugeführt wird, beträgt nur 72 % der Proteinmenge durch Rindfleisch. Folglich sind 72 % von 61,5 g Protein = 43,7 g Rindfleischprotein.
  3. Verhältnis zum Rindfleisch:
     Nur 25 % des Rindfleischs ist Protein. Also 4 x 43,7 g = 174,8 g Rindfleisch.

B. Reis
  1. 4 Tassen Reis = 59,2 g Protein
  2. PER = 1,91 (für einzeln gegessenen Reis)
     1,91/2,30 x 100 = 83 %. 83 % von 59,2 g = 49 g Rindfleischprotein.
  3. 4 x 49 = 196 g Rindfleisch.

* Unter PER (Protein-Effizienz-Ratio) ist die Berücksichtigung der Proteinqualität zu verstehen. Als Maß der Qualität nehmen die Ernährungswissenschaftler die Gewichtszunahme des Versuchstiers dividiert durch das Gewicht des zugeführten Proteins an.

II. Zusammen gegessen – ergänzende Zunahme der Proteinqualität

A. 1½ Tassen Hülsenfrüchte = 61,5 g
   und   } = 120,7 g
        4 Tassen Reis = 59,2 g

B. Berücksichtigung der Proteinqualität:
   2,52 = ungefähre PER, wenn Hülsenfrüchte und Reis *zusammen gegessen* werden (im angegebenen Verhältnis)
   2,30 = PER Rindfleisch
   2,52/2,30 x 100 = 110 %
   110 % von 120,7 g = 132,2 g Rindfleischprotein

C. Protein-Verhältnis zum Rindfleisch:
   132,2 x 4 = 529 g Rindfleisch

Pestizid-Rückstände in der Nahrung der Amerikaner 1964/68

Nahrungsmittel	Prozentsatz der Kost	Prozentsatz der chlorierten Giftstoffe im Verhältnis zur Kost	Durchschnittsgehalt an DDT, DDE und TDE ppm*
1. Milchprodukte und Eier (8 bis 13 % Fett)	31	16	0,112
2. Fleisch und Fisch (17 bis 23 % Fett)	10	36	0,281
3. Körnerfrüchte, Zerealien	16	9	0,008
4. Kartoffeln	7	2	0,003 (nur DDT und DDE)
5. Blattgemüse	3	4	0,036
6. Hülsenfrüchte	3	1	0,026
7. Obst	21	25	0,026
8. Wurzelgemüse	3	4	0,041
9. Fette	3	4	0,041
10. Zucker	3	1	–

* Die Zahlen wurden in Boston, Kansas City, Los Angeles, Baltimore und Minneapolis ermittelt. DDT, DDE und TDE machen zwei Drittel der Pestizid-Rückstände aus; sie sind die einzigen, die eine zuverlässige Statistik erlauben.

Pestizid-Rückstände in der Nahrung der Amerikaner 1964/70

Nahrungsmittel	Prozentsatz der Kost*	Prozentsatz der chlorierten Giftstoffe im Essen	Durchschnittsgehalt an DDT, DDE, TDE ppm**		Prozentsatz-Veränderung 1964/70
			1964/68	1968/70	
1. Milchprodukte und Eier (8 bis 13 % Fett)	31	18	0,112	0,067	−40 %
2. Fleisch, Fisch, Geflügel (17 bis 23 % Fett)	10	27	0,281	0,216	−23 %
3. Getreide, Zerealien	16	11	0,008	0,005	−38 %
4. Kartoffeln	7	4	0,003 (nur DDT und DDE)	0,002	−33 %
5. Blattgemüse	3	13	0,036	0,005	−86 %
6. Hülsenfrüchte	3	2	0,026	0,005	−81 %
7. Wurzelgemüse	3	–	0,007	0,004	−43 %
8. Obst (alles)	21	25	0,027	0,024	−12 %
9. Fette	3	2	0,041	0,008	−80 %
10. Zucker	3	1	–		

* Beruht auf typischer Ernährung 16- bis 19jähriger Männer. Ausgenommen sind Getränke, die im allgemeinen nicht verseucht sind.
** Die Durchschnittszahlen wurden in Boston, Kansas City, Los Angeles, Baltimore und Minneapolis ermittelt. DDT, DDE und TDE machen zwei Drittel der Pestizide aus, sie sind die einzigen, die eine zuverlässige Statistik der Rückstände erlauben.
Quellenangabe für Pestizide in der Nahrung: R. E. Duggan und G. Q. Lipscomb: »Dietary Intake of Pesticide Chemicals in the U.S. (II), (III) 1966/April 1968« und (III) »Juni 1968/April 1970«. Für DDT, DDE, TDE: P. E. Cornelussen: »Residues in Food and Feed: Pesticide Residues in Total Diet Samples (IV), Pesticides Monitoring Journal, 2:140–52, 1969; und VI, ib. 5:313–30, 1972.

Vergleiche zwischen den Nährstoffgehalten

Vergleich zwischen Vollweizenmehl und Weißmehl

	Nährstoffgehalt 100 g Vollkornmehl	Nährstoffgehalt 100 g Weißmehl		Nährstoffgehalt 100 g angereichertes Weißmehl	
1. Protein	13,3 g	10,5 g	79 %	10,5 g	79 %
2. Mineralstoffe					
Kalcium	41 mg	16 mg	39 %	16 mg	39 %
Phosphor	372 mg	87 mg	23 %	87 mg	23 %
Eisen	3,3 mg	0,8 mg	24 %	2,9 mg	88 %
Kalium	370 mg	95 mg	26 %	95 mg	26 %
Natrium	3 mg	2 mg	67 %	2 mg	67 %
3. Vitamine					
Thiamin	0,55 mg	0,06 mg	11 %	0,44 mg	80 %
Riboflavin	0,12 mg	0,05 mg	42 %	0,26 mg	216 %
Niacin	4,3 mg	0,9 mg	21 %	3,5 mg	81 %

Vergleich zwischen Naturreis und denaturiertem Reis

	Nährstoffgehalt 100 g Naturreis		Nährstoffgehalt 100 g polierter Reis		Nährstoffgehalt 100 g angereicherter polierter Reis		Umgewandelter Reis (angereichert)	
1. Protein	7,5 g		6,7 g	90 %	6,7 g	90 %	7,4 g	99 %
2. Mineralstoffe								
Kalzium	32	mg	24 mg	75 %	24 mg	75 %	60 mg	190 %
Phosphor	221	mg	94 mg	43 %	94 mg	43 %	200 mg	90 %
Eisen	1,6	mg	0,8 mg	50 %	2,9 mg	180 %	2,9 mg	180 %
Kalium	214	mg	92 mg	43 %	92 mg	43 %	150 mg	70 %
Natrium	9	mg	5 mg	56 %	5 mg	56 %	9 mg	100 %
3. Vitamine								
Thiamin	0,34	mg	0,07 mg	21 %	0,44 mg	130 %	0,44 mg	130 %
Riboflavin	0,05	mg	0,03 mg	60 %	0,03 mg	60 %	0,03 mg	60 %
Niacin	4,7	mg	1,6 mg	34 %	3,5 mg	74 %	3,5 mg	74 %

Vergleich zwischen Naturreis und denaturisiertem Reis

	Raffinierter Zucker		100 g Rohzucker		Melasse		Honig		Ahorn-Zucker	
		mg		mg		mg		mg		mg
Mineralstoffe										
Kalcium	–		85		684		5		143	
Phosphor	–		19		84		6		11	
Eisen	0,1		3,4		16,1		0,5		1,4	
Kalium	1		30		96		5		242	
Natrium	3		344		2 927		51		14	
Vitamine										
Thiamin	–		0,01		0,11		Spur		–	
Riboflavin	–		0,03		0,19		0,04		–	
Niacin	–		0,2		2		0,3		–	

Anmerkungen

1. Teil: Vergebliche Fruchtbarkeit der Erde

1. *Washington Newsletter*, National Farmers Union, Bd. 21, Nr. 34, 25. Oktober 1974, S. 3.
2. Ibid.
3. *Economic Report of the President*, Government Printing Office (GPO), S. 169.
4. *The State of Food and Agriculture*, 1972, FAO (Organisation für Ernährung und Landwirtschaft der Vereinten Nationen, Rom).
5. *Business Week*, 2. November 1974.
6. Brown, Lester, und Eckholm, Erick, »The Empty Breadbasket«, *Ceres*, März/April 1974, S. 60.
7. UNDP (UNO-Entwicklungsprogramm), *Commitment*, Nr. 3, 1974.
8. Brown, Lester, »Rising Food Prices: Who's Responsible?«, *Science*, Bd. 180, Nr. 4084, 27. April 1973, S. 1.
9. *Bread for the World Newsletter*, Januar 1975, nach Angaben des USDA (US-Department of Agriculture).
10. William Robbins, *The New York Times*, 2. Februar 1975, S. 1.

I. Eine umgekehrte Proteinfabrik

1. »Agricultural Production Efficiency«, ein Bericht der National Academy of Sciences, *The New York Times*, 13. Januar 1975, S. 1. Zur weiteren Diskussion s. auch: Borgstrom, Georg, *Focal Points*, Macmillan, 1971, S. 173/174.
2. *Washington Newsletter*, National Farmers Union, Bd. 21, Nr. 34, 25. Oktober 1974, S. 3.
3. *Feed Situation*, USDA Economic Research Service, November 1974.
4. Wilcox, Walter W., u. a., *Economics of American Agriculture*, Prentice-Hall, 1974, S. 318.
5. *The New York Times*, 11. Oktober 1974, S. 41.
6. Wieviel Pfund Getreide und Soja braucht ein amerikanischer Mastochse, um ein Pfund eßbares Fleisch zu liefern?
   a) Die insgesamt verfütterte Menge (Heu, Silofutter, Gras) beträgt 12 000 Pfund. Die insgesamt verfütterte Menge von Getreide- und Soja-Konzentrat beträgt ca. *2850 Pfund*. Getreide und Soja machen also ca. 25 % der gesamten Futtermenge aus.
   b) Experten sind jedoch der Meinung, daß Getreide und Sojabohnen mehr zum Gewicht des Mastviehs beitragen, als es ihr prozentualer Anteil an der Futtermenge erwarten läßt. Nach Schätzung der Experten beträgt dieser Anteil ca. 40 % am Gewicht des Tieres (anstatt 25 %).
   c) Um das Verhältnis von verfüttertem Getreide und Soja zum eßbaren Fleisch herauszufinden, multipliziere man diese 40 % (Gewichtszunahme durch die Verfütterung von Getreide und Soja) mit dem eßbaren Fleisch, das man bei der Schlachtung erhält (432 Pfund):

40 x 432 = 172,9 Pfund eßbares Fleisch sind der Anteil des Getreide- und Sojafutters an der Gesamtmenge des erhaltenen Fleisches.

d) Um zu ermitteln, wieviel Pfund Getreide und Soja verfüttert wurden, um diese 172,9 Pfund eßbares Fleisch zu erzeugen, muß man die insgesamt verfütterte Menge Getreide und Soja (2850 Pfund) durch die 172,9 Pfund eßbares Fleisch teilen: 2850 : 172,9 = *16–17 Pfund*. Diese Schätzungen basieren auf Angaben des USDA Economic Research Service und des USDA Agricultural Research Service, Northeastern Division, sowie aktuellen Zeitungsartikeln über die Mengen von Getreide und Soja, die gegenwärtig verfüttert werden.

7. Monfort, Kenneth, in: *Milling and Baking News*, 30. Juli 1974, S. 22
8. USDA, Economic Research Service and Agricultural Research Service, Northeastern Division, Beratungsgespräche mit Experten.
9. F. Wokes, »Proteins«, *Plant Foods for Human Nutrition*, Bd. 1, Nr. 1., 1968, S. 32.
10. Siehe Anmerkung 6.
11. Zwerdling, Daniel, »Beefed Up: Drugs in the Meat Industry«, *Ramparts*, Juni 1973, S. 37.
12. Hodgson, Harlow J., »We Won't Need to Eliminate Beef Cattle«, *Crops and Soils Magazine*, November 1974, S. 9.
13. Ibid.
14. Patton, Donald, *The United States and World Resources*, Van Nostrand, 1968, S. 112.
15. *Major Statistical Series of the U.S. Department of Agriculture, How They are Constructed and Used*, Bd. 5: Consumption and Utilization of Agricultural Products, Handbook # 365, Juni 1972, S. 6.
16. *Fisheries of the United States*, 1973, Current Fishery, Statistics, Department of Commerce, Nr. 6400, März 1974, S. 49.
17. Berechnet nach: *Livestock-Feed Relationships*, National and State Statistical Bulletin # 530, Juni 1974, S. 175–177.
18. *Fats and Oils Situation*, USDA Economic Research Service, November 1974. Nach Schätzungen ist der menschliche Verbrauch von Soja so gering, daß er in diesen Statistiken nicht extra aufgeführt wird. Nach der Meinung eines Experten beträgt der Anteil des menschlichen Konsums an dem Verbrauch von Soja nicht mehr als 3 %.
19. Borgstrom, Georg, *The Food and People Dilemma*, Duxbury Press, N. Scituate, Mass., 1973, S. 50.
20. Berechnet nach: *Livestock-Feed Relationships* (s. auch Anmerkung 17). Ausgenommen habe ich Milchkühe, Schafe, Maultiere, Pferde und Tiere aus der Kategorie »unbestimmter« Nutzungsart. Meine Schätzung des gegenwärtigen Getreideverlusts kann deshalb durchaus als konservativ bezeichnet werden.
21. Folgende Berechnung liegt zugrunde: 120 Millionen Tonnen jährlicher »Verlust« an Getreide in den USA x 2000 Pfund pro Tonne = 240 Billionen Pfund »Verlust«, geteilt durch 3,9 Billionen Menschen auf der Erde = 61,5 Pfund pro Kopf, geteilt durch 365 Tage im Jahr = 0,168 Pfund pro Kopf und Tag×16 Unzen pro Pfund = 2,7 Unzen pro Kopf und Tag = mehr als $^1/_3$ Tasse Getreidekörner oder eine Tasse gekochtes Getreide.
22. Zur Gewinnung eines halben Pfundes Fleisch wurden 8 Pfund Getreide und Soja an einen Ochsen verfüttert – eine Menge, die ungefähr 16 Tassen Trockengetreide oder 48 Tassen gekochtem Getreide entspricht.
23. Schertz, Lyle P., in: *War on Hunger*, Agency for International Development, Juni 1971.
24. Jeder Amerikaner verbraucht 1850 Pfund Getreide in der direkten Form von Getreideprodukten und indirekt durch die Verfütterung von Getreide an das Vieh, dessen Produkte er konsumiert. 3,9 Billionen Menschen leben auf der Erde.

    1850 Pfund x 3,9 Billionen Menschen = 3,3 Billionen metrische Tonnen
    Weltproduktion insgesamt = 1,2 Billionen metrische Tonnen.

25. »The Nature of the Crisis«, *War on Hunger*, Agency for International Development, Oktober 1974, S. 31.

26. Aronowitz, Stanley, *Food, Shelter and the American Dream*, Seabury Press, 1974, S. 35.
27. Anderson, Harry B., »The Food Crisis, Hunger Persists in U.S. Despite Progress Made in the Past Five Years«, *The Wall Street Journal*, 3. Dezember 1974.
28. »Tab. 1: Das Schicksal der Protein-Ressourcen in den USA« (S. 21), basiert auf Schätzungen folgender Quellen:
    a) Mais, Gerste, Hafer, Hirse: s. Anmerkung 17.
    b) Soja: s. Anmerkung 18.
    c) Weizen: *Wheat Situation*, USDA Economic Research Service, November 1974, S. 2.
    d) Milch: s. Anmerkung 15.
    e) Insgesamt abgeerntete Anbaufläche: s. Anmerkung 2, Kap. K.

II. Das gemästete Kalb

1. Kottmann, Roy M., »Animal Agriculture Meeting Its Critical Issues Head-On«, in: *Proceedings: Sixteenth National Institute of Animal Agriculture*, 1966, S. 34.
2. Barkdale, William E., Präsident des American Forage and Grassland Council, »Let Them Eat Grass«, Op-Ed, *The New York Times*, 2. Januar 1975, S. 33.
3. Margolius, Sidney, »Beef Grades Obsolete, Need Change«, *Fort Worth Star-Telegram*, 3. Januar 1974, B–3.
4. Ibid.
5. »New Beef Gradings«, *The New York Times*, 11. September 1974, S. 21.
6. Siehe Anmerkung 3.
7. Mitteilungen des U.S. Department of Agriculture, USDA 2584–74.

III. Das verborgene Talent der Nutztiere

1. »Major Uses of Land and Water in the U.S., Summary for 1959«, Agricultural Economic Report No. 13, Farm Economics Division, Economic Research Service, USDA, S. 2.
2. Oltjen, Robert R., »Tomorrow's Diets for Beef Cattle«, *The Science Teacher*, Bd. 38, Nr. 3, März 1970.
3. Virtanen, A. I., »Milk Production of Cows on Protein-Free Feed«, *Science*, 153 : 1603–14, 1966.
4. Siehe Anmerkung 2.
5. Borgstrom, Georg, *Too Many*, Macmillan (London), 1969, S. 244.
6. *Ceres*, Bd. 6, Nr. 2, März/April 1973, S. 62.
7. Ibid., Mai/Juni 1973, S. 56.
8. Siehe Anmerkung 6; S. 60.
9. Siehe Anmerkung 2.
10. Rensberger, Boyce, in: *The New York Times*, 28. November 1974, S. 44.
11. Barksdale, William E., »Let Them Eat Grass«, *The New York Times*, 2. Januar 1975, S. 33.
12. Hodgson, Harlow J., »We Won't Need to Eliminate Beef Cattle«, *Crops and Soils Magazine*, November 1974, S. 9–11.
13. Seth King, *The New York Times*, 8. Februar 1975; Bericht über die Untersuchung von Dr. Harlow Hodgson, W. F. Wedin und N. L. Jacobsen.
14. Fischer, Norman H., »Hybrid Beefalo Is Seen Playing Big Role in Filling Meat Needs More Economically«, *The Wall Street Journal*, 1974.

IV. Vergeudung des Verschwendeten

1. *Environmental Science and Technology*, Bd. 4, Nr. 12, 1970, S. 1098.
2. Borgstrom, Georg, *The Food and People Dilemma*, Duxbury Press, 1973, S. 103.
3. Commoner, Barry, *The Closing Circle*, Alfred A. Knopf, 1971, S. 148.
4. *The New York Times*, 24. Juni 1974, S. 46.
5. Inglett, George (Hrsg.), »Nutritive Evaluations of Animal Manures«, von L. W. Smith, in: *Symposium: Processing Agricultural and Municipal Wastes*, 1973, Avi Publishing Company, Box 831, Westport, Conn.
6. Calvert, C. C., »Animal Wastes as Substrates for Protein Production«, in: *Federation Proceedings*, Bd. 33, Nr. 8, August 1974. Biological Waste Management Lab., Agricultural Research Service, USDA, Beltsville, Maryland.
7. Bohn, Heinrich, L., »A Clean New Gas«, *Environment*, Bd. 13, Nr. 10, Dezember 1971, S. 6.
8. Siehe Anmerkung 4; S. 43.

V. Die Protein-Abfallgrube

1. Borgstrom, Georg, *The Food and People Dilemma*, Duxbury Press, 1973, S. 64.
2. Borgstrom, Georg, *Too Many*, Macmillan, 1969, S. 328.
3. Milnes, Max, »General Outlook for Seed Protein Concentrates«, *World Protein Resources*, A. M. Altschul (Hrsg.), Advances in Chemistry Series 57, Washington, D.C., 1966, S. 53.
4. Berechnet nach: Trezise, Philip, »Disengagement«, *Ceres*, März/April 1974, S. 40.
5. Siehe Anmerkung 1; S. 62.
6. Ibid.
7. Ibid., S. 128.
8. *Foreign Agriculture Circular, Livestock and Meat*, USDA, März 1974.
9. Nicht veröffentlichte Daten des Bureau of Census, 1973.
10. Zitiert nach: Barnet, Richard und Muller, Ronald, »A Reporter at Large: The Multinational Corporations«, *The New Yorker*, 2. Dezember 1974.
11. *Feed Situation*, USDA Economic Research Service, November 1974.
12. *State of Food and Agriculture*, FAO (Organisation für Ernährung und Landwirtschaft der Vereinten Nationen), 1972, S. 182–186.
13. *Fisheries of the U.S.*, 1973, Current Fishery Statistics, Department of Commerce, Nr. 6400, März 1974, S. 47.
14. Siehe Anmerkung 1; S. 65
15. »Tab. 2: Das Schicksal der Protein-Ressourcen«, (S. 28), ist eine Zusammenstellung von Schätzungen folgender Quellen:
    a) Getreide: Brown, Lester R., *By Bread Alone,* Praeger, 1974, S. 44. Siehe auch das Dokument der Vereinten Nationen:
       »Assessment of the World Food Situation: Present and Future», Tabelle 15. Von 1969 bis 1971 wurden jährlich im Weltmaßstab 1200 Millionen metrische Tonnen Getreide verbraucht; davon dienten 420 Millionen als Viehfutter.
    b) Ölhaltige Samen: Siehe Anmerkung 1.
    c) Fisch: Holt, S. J., »The Food Resources of the Ocean«, *Scientific American*, 221 : 178–94, 1969; s. auch Anmerkung 1.
    d) Milchprodukte: s. Anmerkung 1 and Borgstrom, Georg, *Focal Points*, Macmillan, 1971, S. 242.

VI. Land, das Geld einbringt, kann keine Nahrungsmittel hervorbringen

1. Revelle, Roger, »Food and Population«, *Scientific American,* Bd. 231, Nr. 3, September 1974, S. 167.
2. Borgstrom, Georg, *»The Food and Population Dilemma«,* Duxbury Press, 1973, Tabelle 16, S. 123.
3. *The State of Food and Agriculture,* FAO (Organisation für Ernährung und Landwirtschaft der Vereinten Nationen, Rom, 1965.
4. Siehe Anmerkung 2, S. 65.
5. Ibid., S. 66.
6. Ibid.
7. McNamara, Robert, »Development in the Developing World«, *Vital Speeches of the Day,* Bd. 38, Nr. 16, 1. Juni 1972.
8. Howe, James, »Protectionism, American Jobs and the Poor Countries«, Overseas Development Council, Communiqué Nr. 17, Oktober 1972.
9. Barnet, Richard und Muller, Ronald, »A Reporter at Large: The Multinational Corporation«, *The New Yorker,* 2. Dezember 1974, S. 114.
10. »World Report«, *Ceres,* Bd. 6. Nr. 1, Januar/Februar 1973, S. 13.
11. *International Monetary Fund Survey,* 2. September 1974, S. 286.
12. Fenton, Thomas, *Coffee, the Rules of the Game and You,* S. 8, The Christophers, 12 E. 48th St., New York, N.Y. 10017.
13. Die Geschichte des Internationalen Kaffee-Abkommens und die Gründe für sein Scheitern lassen sich in den Informationsblättern des World Coffee Information Center, 1100 17th St., N.W., Washington, D.C. 20036 nachlesen.

VII. Abbau des Bodens

1. Albrecht, William A., »Physical, Chemical, and Bio-Chemical Changes in the Soil Community«, in: *Man's Role in Changing the Face of the Earth,* William L. Thomas, Jr. (Hrsg.), University of Chicago Press, 1956, S. 671.
2. Rensberger, Boyce, »Danger of Soil Erosion Arises in Food Shortage«, *The New York Times,* 11. Januar 1975, S. 58.

VIII. Der Mensch am Ende der Nahrungskette

1. Duggan, R. E., und Lipscomb, G. Q., »Dietary Intake of Pesticide Chemicals in the United States (II), Juni 1966–April 1968«, *Pesticides Monitoring Journal,* 2 : 162, 1969, und »(III), Juni 1968–April 1970«, ibid., 5 : 335, 1972.
2. Harrison, H. L., Loucks, O. L., Mitchell, J. W., Parkhurst, D. F., Tracy, D. R., Watts, D. G., und Yannacone, V. J., Jr., »Systems Studies of DDT Transport«, *Science,* 170 : 503–8, 1970.
3. Corneliussen, P. E., »Residues in Food and Feed: Pesticide Residues in Total Diet Samples (IV)«, *Pesticides Monitoring Journal,* 2 : 140–52, 1969.
4. Henderson, C., Inglis, A., und Johnson, W. L., »Mercury Levels in Fish, 1969–1970«, *Pesticides Monitoring Journal,* 6 : 144–50, 1972.
5. Novick, Sheldon, »A New Pollution Problem: Federal Officials Comment«, *Environment,* 11 : 8, 1969.

IX. Die große (amerikanische) »Steak-Religion«

1. Der durchschnittliche Proteinverbrauch pro Kopf beträgt ungefähr 100 Gramm, unser tatsächlicher Bedarf dagegen liegt bei knapp 50 Gramm. Zur näheren Information über den Nährwert der amerikanischen Lebensmittel siehe die Vierteljahresschrift *National Food Situation* des Economic Research Service des US-Department of Agriculture. Siehe besonders den Aufsatz: »How Much Is Enough?«, Teil II, Abschnitt D dieses Buches.
2. *The World Almanac*, 1972. In den letzten 10 Jahren nahm unser Verbrauch von Rindfleisch um 32 Pfund, der Verbrauch von Hühnerfleisch um 15 Pfund zu.
3. Rensberger, Boyce, »Curb on U.S. Waste Urged to Help World's Hunger«, *The New York Times*, 25. Oktober 1974, S. 2 und S. 20.
4. Wir verbrauchen pro Kopf 250 Pfund Fleisch und Geflügel, das sind $^2/_3$Pfund pro Tag. Eine Reduzierung dieser Menge um $^1/_4$ würde bedeuten, daß wir pro Tag $^1/_2$ Pfund Fleisch und Geflügel verbrauchen.
5. Nach Schätzungen des USDA bezieht der durchschnittliche Amerikaner 42 % seiner Proteinzufuhr durch Fleisch, Geflügel und Fisch. Siehe »National Food Situation«, *U.S.D.A. Economic Research Service Quarterly*, 1971. Das bedeutet, daß 58 % der Proteine aus anderen als Fleischprodukten stammen.
6. Oltjen, Robert, in: *The Science Teacher*, Bd. 37, Nr. 3, März 1970.

X. Fleischlos – schuldlos?

1. King, Seth, »Five grain Dealers Dominate in a Hungry World«, *The New York Times*, 10. November 1974, S. 2.
2. Die Erntefläche unseres landwirtschaftlich genutzten Landes beträgt gegenwärtig ungefähr 350 Millionen Acres. Davon sind 122 Millionen Acres mit den gebräuchlichsten Getreidefuttersorten bepflanzt und ca. 55 Millionen mit Sojabohnen. Man bedenke dabei, daß relativ wenig Anbauflächen mit Weizen bepflanzt sind, der an das Vieh verfüttert wird; weite Flächen (über 50 Millionen) dienen dagegen der Heugewinnung.
3. Wilcox, Walter, u. a., *Economics of American Agriculture*, Prentice-Hall, 1974, S. 436 ff.
4. Trezise, Philip, »Disengagement«, *Ceres*, März/April, 1974, S. 40.
5. Siehe auch die Diskussion in Teil I, Abschnitt B dieses Buches.
6. Norum, Prof. Kaare A., University of Oslo, School of Medicine, in einer Konferenz während der Welternährungskonferenz in Rom am 13. November 1974; »Fact Sheet on Food Assistance«.
7. Informationsblatt der Organisation »Brot für die Welt«, 235 East 49th Street, New York, N.Y. 10017, vom Januar 1975.
8. Bowie, Robert (Harvard Center for International Affairs), »Food Strategy«, *The Christian Science Monitor*, 1974.
9. Siehe Anmerkung 6.
10. *Time*, Bericht über den Hunger, geschrieben von den Herausgebern, 11. November 1974, S. 76.
11. *1971 Handbook of Agricultural Charts*, USDA, Agricultural Handbook # 423, S. 42.
12. Hedges, Irwin R., »When Food Is Aid«, *War on Hunger*, Agency for International Development, 1973, S. 5.
13. Siehe Anmerkung 6.
14. Siehe Anmerkung 4.
15. Ibid.
16. Borgstrom, Georg, *The Food and People Dilemma*, Duxbury Press, 1973, S. 129.
17. McNamara, Robert, »Development in the Developing World«, *Vital Speeches of the Day*, Bd. 38, Nr. 16, Juni 1972.

18. Cotter, William, »How Africa Is Short-Changed«, *Africa Report*, November/Dezember 1974, S. 6.
19. Ibid.
20. Chenery, Hollis, »Restructing the World Economy«, *Foreign Affairs*, Januar 1975, S. 246.
21. »Why Foreign Aid«, *War on Hunger*, Agency for International Development, Dezember 1974, S. 3.
22. Siehe Anmerkung 18.
23. Ward, Barbara, »A People's Strategy of Development«, Overseas Development Council, Communiqué Nr. 23, Mai 1974.
24. *The Defence Monitor*, The Center for Defense Information, Bd. 3, Nr. 6, Mai 1974, S. 5, und Parker, Daniel, »AID and the World Food Conference«, *War on Hunger*, Agency for International Development, Oktober 1974, S. 7.
25. *The New York Times*, 29. Oktober 1974, S. 51.
26. *The Defense Monitor*, The Center for Defense Information, Bd. 1, Nr. 4, 8. September 1972.
27. Brown, Lester R., *In the Human Interest*, W. W. Norton, 1974, S. 159, 163 und 165.
28. Siehe Anmerkung 10; S. 79.
29. Siehe Anmerkung 18; S. 54.
30. Howe, James, »Protectionism, American Jobs and the Poor Countries«, Overseas Development Council, Communiqué Nr. 17, Oktober 1972.
31. Erb, Guy, »U.S. Trade Goals and the Poor Countries«, Overseas Development Council, Communiqué Nr. 20, Juli 1973; siehe auch Anmerkung 17.
32. Bogdanov, Oleg, »Monetary Crisis and Development«, *Development Forum*, April 1974, S. 1.
33. McCarthy, Colman, »U.S. Hunger to Fast«, *Herald Statesman*, Yonkers, N.Y., 3. Januar 1975.

2. Teil: Sachliche Betrachtung der Protein-Theorie

III. Verwertbarkeit ist entscheidend

1. Guthrie, Helen, A., *Introductory Nutrition*, C. V. Mosby Co., St. Louis, 1967, S. 53.
2. *Protein Requirements*, Bericht einer Expertengruppe der FAO (Organisation für Ernährung und Landwirtschaft der Vereinten Nationen) sowie der WHO (Weltgesundheitsorganisation), Rom, 1965, S. 43. Siehe auch *Energy and Protein Requirements*, Bericht eines Ad-hoc-Expertenkomitees, WHO Technical Report Series Nr. 522, Rom, 1973.

IV. Wieviel Protein braucht der Mensch?

1. *Evaluation of Protein Nutrition*, National Academy of Sciences, National Research Council, Washington, D.C., Schrift Nr. 711, S. 16.
2. *Canadian Bulletin on Nutrition*, Dietary Standard for Canada, 1964, S. 24c.
3. *Protein Requirements*, Bericht der FAO/WHO, Rom, 1965, S. 22.
4. *Recommended Dietary Allowances, Food and Nutrition Board*, National Academy of Sciences, National Research Council, Washington, D.C., 8th Revised Edition, 1974, S. 47/48.
5. Persönliche Korrespondenz von Dr. Scrimshaw, 27. Dezember 1974.
6. *Energy and Protein Requirements*, Bericht der FAO/WHO, WHO Technical Report Series Nr. 522, Rom, 1973, S. 66–69.

V. Individuelles Protein-Bedürfnis

1. Williams, R. J., »We Abnormal Normals«, *Nutrition Today*, 2 : 19–23, 1967.
2. *Protein Requirements*, Bericht der FAO/WHO, Rom, 1965, S. 32.

VI. Ist Fleisch notwendig?

1. *Amino Acid Content of Foods and Biological Data on Proteins, Food and Agriculture Organisations*, Rom, 1970.

VII. Gegenseitige Ergänzung der Proteine

1. Altschul, A. M., *Proteins, Their Chemistry and Politics*, Basic Books, 1965, S. 115.

VIII. Protein ist nicht alles

1. »National Food Situation«, *U.S.D.A. Economic Research Quarterly*. In jeder Herbstausgabe der Zeitschrift werden die aktuellen und überarbeiteten Nährwerte der amerikanischen Nahrungsmittel veröffentlicht. Die im Text verwendeten Zahlen stammen aus dem Jahr 1971. Zu beachten ist, daß sich die Statistiken auf die für den Konsum zur Verfügung stehende Quantität der Nahrungsmittel beziehen und daß sie nicht die Verluste berücksichtigen, die entstehen, nachdem die Nahrungsmittel das Einzelhandelsgeschäft verlassen haben.
2. Guthrie, Helen A., *Introductory Nutrition*, C. V. Mosby Co., 1967, S. 122, 123 und 130.
3. Erbe, Richard, »Mass Screening and Genetic Counseling in Mandelian Disorders«, *Ethical, Social and Legal Dimensions of Screening for Human Genetic Disease*, Marc Lappé, Richard Roblin und James Gustafson (Mitherausgeber), Birth Defects: Original Articles Series, The National Foundation, March of Dimes, Bd. 10, Nr. 6, 1974, S. 85–97.
4. Persönliche Korrespondenz, 17. Dezember 1974.
5. *Composition of Foods*, Agriculture Handbook Nr. 8, USDA Agricultural Research Service, Tabelle 4, S. 146.

Umrechnungstabelle der Zutaten in Gramm
(bezogen auf einen amerikanischen Cup mit einem Volumen von 0,250 Liter)

Fette und Aufstrich
1 Tasse Butter	240 g
1 Tasse Margarine	240 g
1 Tasse Öl	1/4 l
1 Tasse Erdnußbutter	240 g
1 Tasse Sesambutter	240 g

Früchte und Trockenfrüchte
1 Tasse Äpfel in Scheiben	150 g
1 Tasse Apfelmus	250 g
1 Tasse Backobst	175 g
1 Tasse Bananen, zerdrückt	160 g
1 Tasse Datteln, feingehackt	200 g
1 Tasse Früchte, zerkleinert	175 g
1 Tasse Orangenschnitze	150 g
1 Tasse Pfirsiche in Scheiben	150 g
1 Tasse Rosinen	200 g
1 Tasse Weintrauben	150 g

Gemüse
1 Tasse Blumenkohlröschen	150 g
1 Tasse Bohnenschößlinge	100 g
1 Tasse Broccoli, zerstückelt (zerkleinert)	150 g
1 Tasse Champignons, gehackt	100 g
1 Tasse Eisbergsalat, zerzupft	150 g
1 Tasse Erbsen, grün	160 g
1 Tasse Erbsen, püriert	200 g
1 Tasse Gemüse, gemischt, zerkleinert	150 g
1 Tasse Gurken, gewürfelt	140 g
1 Tasse Kohl, zerzupft (zerkleinert)	150 g
1 Tasse Lauch in Scheiben	120 g
1 Tasse Maiskörner (aus der Dose)	120 g
1 Tasse Mohrrüben, gehackt	160 g
1 Tasse Oliven, gehackt	120 g
1 Tasse Paprika, gehackt	150 g
1 Tasse Sellerie, gehackt	150 g
1 Tasse Tomaten (aus der Dose)	250 g
1 Tasse Tomatenpüree	160 g
1 Tasse Wasserkastanien	200 g
1 Tasse Weizenkeimlinge	125 g
1 Tasse Zwiebeln, gehackt	150 g

Getreide und Getreideprodukte
1 Tasse Brösel	130 g
1 Tasse Haferflocken	100 g
1 Tasse Maismehl	150 g
1 Tasse Mehl	140 g
1 Tasse Sesammehl	140 g
1 Tasse Sesamsamen	220 g
1 Tasse Vollkornbrösel	100 g
1 Tasse Vollweizenmehl	140 g
1 Tasse Weizenflocken	100 g
1 Tasse Weizenkörner	200 g

Hülsenfrüchte und Hülsenfruchtprodukte
1 Tasse Bohnen, dicke	200 g
1 Tasse Bohnen, dicke, gekocht	200 g
1 Tasse Erbsen, gelbe	200 g
1 Tasse Kichererbsen, gekocht	200 g
1 Tasse Sojabohnen, gekocht	200 g
1 Tasse Sojagrieß	200 g
1 Tasse Sojamehl	140 g

Käse und Milchprodukte
1 Tasse geriebener Käse	125 g
1 Tasse Cheddarkäse, gerieben	140 g
1 Tasse Emmentaler, geraspelt (zerzupft)	140 g
1 Tasse Käse, gewürfelt	125 g
1 Tasse Käse, gerieben (Parmesan)	140 g
1 Tasse Joghurt	250 g
1 Tasse Quark	250 g
1 Tasse Trockenmagermilch	80 g

Nüsse und Kerne
1 Tasse Acajonnüsse (Cashewnüsse oder -kerne)	125 g
1 Tasse Erdnüsse	120 g
1 Tasse Kokosnuß, geraspelt	80 g
1 Tasse Nüsse, gehackt	110 g
1 Tasse Nüsse, gemahlen	80 g
1 Tasse Pinien- oder Sonnenblumenkerne	100 g
1 Tasse Walnüsse, gerieben	80 g

Reis und Reisprodukte
1 Tasse Naturreis	200 g
1 Tasse Naturreis, gekocht	200 g
1 Tasse Reismehl	150 g

Verschiedenes
1 Tasse Aufstrichpaste	300 g
1 Tasse Bierhefe	80 g
1 Tasse Honig	330 g
1 Tasse Melasse	330 g
1 Tasse Rohzucker	195 g
1 Tasse Tofu (Sojabohnenquark), gewürfelt	100 g
1 Tasse Vollkorn-Spaghetti	100 g